医林心悟

——文登整骨临证经验及传承集萃

毕宏政 于满秋 段来宝 马振元 主编

山东科学技术出版社

·济南·

图书在版编目（CIP）数据

医林心悟：文登整骨临证经验及传承集萃 / 毕宏政等主编 . -- 济南：山东科学技术出版社，2023.5
ISBN 978-7-5723-1622-7

Ⅰ.①医… Ⅱ.①毕… Ⅲ.①正骨疗法 – 中医临床 – 经验 – 中国 – 现代 Ⅳ.① R274.2

中国国家版本馆 CIP 数据核字（2023）第 066146 号

医林心悟
——文登整骨临证经验及传承集萃

YILINXINWU—WENDENG ZHENGGU LINZHENG
JINGYAN JI CHUANCHENG JICUI

责任编辑：马　祥
装帧设计：孙小杰

主管单位：山东出版传媒股份有限公司
出 版 者：山东科学技术出版社
　　　　　　地址：济南市市中区舜耕路 517 号
　　　　　　邮编：250003　电话：（0531）82098088
　　　　　　网址：www.lkj.com.cn
　　　　　　电子邮件：sdkj@sdcbcm.com
发 行 者：山东科学技术出版社
　　　　　　地址：济南市市中区舜耕路 517 号
　　　　　　邮编：250003　电话：（0531）82098067
印 刷 者：山东道克图文快印有限公司
　　　　　　地址：济南市历下区泺文路 50 号
　　　　　　邮编：250014　电话：（0531）86160145

规格：16 开（170 mm×240 mm）
印张：13.5　字数：215 千
版次：2023 年 5 月第 1 版　印次：2023 年 5 月第 1 次印刷
定价：58.00 元

编委会

前言

　　中医学是凝聚中华五千多年文明与实践的结晶，是中华传统文化的一朵奇葩。中医骨伤在中医药传承中历经时代变迁，厚积薄发，为中华民族繁衍昌盛做出了不可磨灭的贡献。

　　山东省文登整骨医院是我国著名骨伤专科诊疗中心，建院六十余年来一直致力于中医骨伤理论和实践的研究，取得了一系列研究成果，培养了一大批中医骨伤科人才，为中医骨伤的发展做出了突出贡献。杨茂清教授是其中的佼佼者，他勤求古训，励精图治，锐意进取，将传统中医治疗手法详细化、系统化、现代化，以传统中医为本，整合现代科技要素，始终坚持中医骨伤现代化发展道路，在大量临床实践中形成了自己独特的技术专长和临床特色，是全国著名的中医骨伤科专家。

　　为了更好地传承和发展中医骨伤技术，推动中医骨伤科的发展，今特编纂了《医林心悟——文登整骨临证经验及传承集萃》一书，以杨茂清教授的学术思想为指导，认真挖掘整理传承文登整骨优良学术之风，从博大精深中撮要撷英，总结临床中行之有效的实用技术。

　　本书编者师从杨茂清教授，通过长期临床和科研工作，在继承杨老学术经验的基础上，努力实践、勤奋探索，不断弘扬和创新中医药骨伤技术。全书编写严谨，内容丰富，是一部实用价值高的骨伤科参考书，适合中医骨伤初学者、中医骨伤从业者阅读参考。

　　由于编者水平有限，书中难免有不妥之处，敬请专家及广大读者不吝斧正。

编　者
2023 年 5 月

目录

学术思想

一、杨茂清小传

　　杨茂清，男，1958 年出生，先后担任山东省文登整骨医院创伤整复科主任、副院长，1995 年获"中国百名杰出青年中医"称号，1996 年获"全国中青年医学科技之星"称号，1999 年获"山东省专业技术拔尖人才"称号，2009 年获"威海市有突出贡献的中青年专家"称号，2013 年获"山东省名中医药专家"称号，2015 年获"全国先进工作者"称号，2016 年获"齐鲁最美医生"称号、山东省"善行义举四德榜'榜上有名'先模人物"称号、威海市医疗卫生"首席专家"称号，2001 年起享受国务院政府特殊津贴。

　　杨茂清教授始终坚持"在继承中求发展，在探索中有创新"理念，在治疗骨伤疾病中，坚持以中医为本，倡导中西医结合，把现代医学的理论知识、科研成果与中医骨伤的手法整骨紧密结合。针对高能量复杂损伤病人越来越多、传统"正骨八法"难以满足临床治疗需求的现状，他不断探索创新，将中医学传统"经筋主束骨""推陈致新"等诊疗理念与现代生物力学、生理学与病理学理论相互印证、融合、发展，并经过反复尸体模拟实验，探索骨折复位规律，创新性地提出了"扣挤击打""牵抖屈伸""相向回绕""端提回旋""扩新撬拨"等系列手法，形成了独具特色的"文登整骨十二法"，解决了复杂新发及陈旧骨折脱位闭合复位难以成功的问题，使骨折脱位复位成功率达 90% 以上，扩大了中医骨伤治疗范围。杨茂清教授还结合经皮穿针内固定技术，解决了单纯外固定不可靠，易造成骨折再移位、骨折延迟愈合或不愈合率高及切开复位内固定创伤大、痛苦多、骨折愈合时间长、需二次住院手术取内固定、皮肤瘢痕影响美观等弊端。"文登整骨十二法"达到了骨折愈合与功能恢复并进的目的，形成了较为系统的理论与技术体系，很多学术观点及技术专长得到了国内外同行专家的赞誉。经过多年坚持不懈的努力与付出，杨茂清教授的整骨手法与闭合穿针技术日臻成熟，国内外大量的病人慕名前来求诊，日门诊量达 50 人次以上，每年开展骨与关节损伤手法复位闭合穿针手术 5 000 余例，与现代医学治疗方法相比，治疗费用降低了 50% 以上，节约了大量医疗资源，减轻了病人的经济负担，并减少了医保资金的支出，取得了良好的社会效益和经济效益。2014 年，"文登整骨十二法"被山东省卫计委（现山东省卫生健康委员会）确定为重点优势技术，并在全省推广应用。杨茂清教授通过挖掘中医传统理论精华，结合现代科学，师古而不泥古，走出了一条保留中医特色的中医骨伤科现代化道路，提高了骨伤治疗水平，发展了中医骨伤科的优势，在动静结合固定治疗骨折的指导原则下总结出了具有鲜明特色的治疗法则。

杨茂清教授注重临床经验的总结与传承，积极著书立说，先后在国家级期刊发表论文 98 篇，主编或参编著作 7 部，其中《经皮内固定治疗陈旧性肩锁关节全脱位临床观察》一文获第一届中国科协期刊优秀学术论文奖，是从众多论文中评选出的唯一的骨伤科论文。他先后主持开展的 60 余项新技术、新疗法，均取得了良好的疗效。他主持或参与研究省级以上科研课题 11 项，其中主持研究的课题获山东省科技进步一等奖 1 项、二等奖 2 项，国家中医药管理局科技进步二等奖 3 项，参与研究的"平衡牵引架治疗大腿骨折"课题获国家科技发明三等奖。目前承担课题 2 项，即"十五"国家科技攻关计划项目"基于信息挖掘技术的名老中医临床诊疗经验及传承方法研究"、国家中医药管理局项目"CO 骨折愈合理论与动态应力钢板固定治疗骨折的研究"。

由于在医、教、研工作中的突出成绩，杨茂清被聘为山东中医药大学、安徽中医药大学、福建中医药大学、辽宁中医药大学、山东第一医科大学等院校的硕士研究生导师及省、市师承教育工作指导老师，每年培养研究生、学徒、进修人员 70 余人。他将自己的学术思想、临床经验毫无保留地传授给学生，使他们在短期内快速成长，其中多人已成为其所在单位的技术骨干和学科带头人。

二、杨茂清学术思想

杨茂清教授博览群书，广采众长，理论联系实际，集各流派融会贯通，形成了其独到的学术思想。

（一）追溯传统骨伤发展源流

手法整骨历史久远，在骨伤诊疗中占有重要地位，历代医家都十分重视手法的应用。它是中医学宝库中的明珠，也是中医整骨的优势所在。杨茂清教授常教导我们，作为一名骨伤科临床工作者必须重视整骨手法的历史发展，从博大精深的历代文献中撮要撷英，为现代所用，在整骨手法研究中汲取精华，并有创新，启迪我们不忘继承，重视发展。

运用手法治伤，溯源久远。原始时代的人类在受伤时，会本能地以手抚摩，以求肿胀消退和疼痛缓解，这可能就是手法的萌芽。在我国经典的医学专著《黄帝内经》中，就有"导引按跷"的记载，该书云："形数惊恐，经络不通，病生于不仁，治之以按摩醪药。"唐代孙思邈《备急千金要方》记载："治失欠颊车蹉，开张不合方。一人以手指牵其颐，以渐推之，则复入矣。推当疾出指，恐误啮伤人指也。"首次提出以"牵"法来整复关节脱位。这种要求明确、简便有效的牵引复位方法，至今仍然指导着临床实践。

唐代蔺道人编写的《仙授理伤续断秘方》一书是我国现存最早的骨伤科专著，杨茂清教授认为自蔺道人开始，中医学确立了骨折与脱位的诊断学和治疗学。蔺道人对中医骨伤科的形成和发展产生了重大影响，他首先提出了"相度挽处"的诊断技术和望、比、摸的方法，中医整骨就是依靠人的固有器官发挥人的本能，依靠眼看、耳听、手摸和对比测量等方法来诊断骨伤疾病。蔺道人指出"凡左右损处，只相度骨缝，仔细捻捺，忖度便见大概"，既要仔细检查，又要推测思考，左右对比，其中所说的捻捺和"凡认损处，只须揣摸骨头平正，不平正便可见"的揣摸即为摸法，现今的"手摸心会"实源于此。其次，在手法整骨方面，他创立了"拔伸"和"捺正"等。"凡伤损重者，大概要拔伸捺正，或取开捺正""凡拔伸，且要相度左右骨如何出，有正拔伸者，有斜拔伸者""凡手骨出者，看如何出，若骨出向左，则向右拔入；骨向右出，则向左拔入"，指出了拔伸的方法和方向应根据错位的方向而定的原则，这与现代临床上先读 X 线片，再根据骨折类型决定施以整复手法有相似的含意。最后，在固定方法上，他提出了夹缚固定治疗筋骨关节损伤，强调"凡夹缚，用杉木皮数片，用回紧夹缚，留开皆一缝，夹缚必三度，缚必要紧"，这是小夹板外固定的开创性贡献。

唐代以后，整骨手法屡有发展。宋代《太平圣惠方》认为骨伤"宜先须按摩，排正筋骨"；元代危亦林提出整骨使用"拽""搦"等手法，"若只拽不用手整入窠内，误人成疾"；明代《普济方》记载了"下颏脱位疗法"等十二法。

清代的整骨手法发展较全面，吴谦等所编《医宗金鉴·正骨心法要旨》系统地总结了前代医家的骨伤科经验，集历代伤科之大成。该书提出"手法者，诚正骨之首务哉"，将手法在整骨中的重要性一言以蔽之，并总结归纳正骨手法为"摸、接、端、提、按、摩、推、拿"八法。我们现在应用的手摸心会、拔伸牵引、旋转屈伸、提按端挤、夹挤分骨、折顶回旋、摇摆触碰、推拿按摩等整骨八法，即在此基础上发展而来。该书还对辨证施用手法进行了重要阐述，"但伤有重轻，而手法各有所宜，其痊可之迟速，及遗留残疾与否，皆关乎手法之所施得宜，或失其宜，或未尽其法也"，强调了根据骨伤程度施术的重要性。该书指出在治疗骨伤时不仅要重视局部治疗，更要重视全身治疗，以活血为主，消肿化瘀，是促进骨伤恢复和组织修复的重要治法之一。该书不仅对整骨外治手法进行了精辟的论述，还对骨折复位后的固定做了论证，"爰因身体上下、正侧之象，制器以正之、用辅手法之所不逮，以冀分者复合，欹者复正，高者就其平，陷者升其位"，这在当时是难能可贵的。

总之，杨茂清教授对中医整骨手法的发展做了精深研究，他博学约取，教导我们胸中要有方略数百，施术当精一为要，要深入钻研中医典籍，汲取精华，并有所创新和发展。

（二）骨伤治疗的传承与创新

1.治疗骨伤重用手法，强调筋骨并重　整骨手法是骨伤科诊疗各种疾病的重要方法之一，具有简便、安全、痛苦少、组织损伤小、骨折愈合快、功能恢复好、疗程短、并发症少等优点。至于整骨手法的研究，由来久远。清代《医宗金鉴·正骨心法要旨》记载："夫手法者，谓以两手按置所伤之筋骨，使仍复于旧也"，并提出"盖一身之骨体，既非一致，而十二经筋之罗列序属，又各不同，故必素知其体相，识其部位，一旦临证，机触于外，巧生于内，手随心转，法从手出"，还强调了手法轻重要适中，根据病情而正确施法。唐代《仙授理伤续断秘方》指出："凡骨碎或断，须看本处平整如何……要先拔捺端正，方用外药。"清代《伤科补要》说："接骨者，使已断之骨合拢一起，归于旧位也……使断者复续，陷者复起，碎者复完，突者复平，皆赖乎手法也。"由此可见，整骨手法正确与否是治疗骨伤筋损的关键。若手法应用不当，则很难恢复伤肢的正常解剖关系，达不到治疗目的。因此，手法研究一向被历代骨伤学家所重视。

杨茂清教授在长期的医疗实践中，继承了前贤们的学术思想和临床经验，努力探求古训，博采众家之长，积累了丰富的诊疗经验，在发扬和创新的艰苦历程中，逐步形成了自己独特的技术专长和临床特色，尤其是在整骨手法研究方面更是独树一帜。在40多年的临证中，他将整骨手法研究作为一个大课题，指出：手法乃正骨之首务，法当则筋续骨连，法误或不当，则很难使骨伤复原，不但达不到治疗目的，相反还会加重局部组织的损伤，给病人带来额外的痛苦，甚至严重影响患肢的功能，导致肢体的残疾。所以他告诫我们，平时一定要注重加强手法基本功的锻炼，临证时一定要按骨折部位特点来确定手法，多能生熟，熟能生巧，巧能生智，不断提高手法的感应性、正确性和灵活性。使施术者对骨的横断、斜断、碎断及筋松弛、痉挛等损伤达到"虽在肉里，以手扪及，自悉其性，法之得施，使病人不知其苦"的程度。同时还要求我们不仅要掌握手法，更重要的是要临证变法。骨折千变万化，而手法讲究"各有所宜，所施得宜"，不能千篇一律，故强调必须达到知其体相，识其部位，一旦施法，骨随法正的目的。否则，虽然施术者手法娴熟，但是不会灵活运用，就很难达到令人满意的治疗效果。因此，杨茂清教授在整骨手法研究上一重基本功，触之于外，悉知其内：二重创新，研究骨伤规律，揣度创新手法。

手法治疗骨伤经先贤名家的不断研究和发展，形成了各种流派，南北骨科名家各有所宗，在临床应用中显示出各自独特的效果，但目前对手法的机制缺乏深入系统的研究，手法的临床应用比较混乱，尚待进一步统一认识和发展。所以杨茂清教授密切结合临床，在继承的基础上，潜心研究，在实践中探索创新，结合现代医学、解剖生理学、生物力学理论及现代医疗设备的应用，从大量的临床资料分析、手术及 X 线透视下的手法复位观察中详细总结并上升为理论，将传统的正骨八法发展为十二法：①手摸心会；②拔伸牵拉；③推挤提按；④成角折顶；⑤牵抖屈伸；⑥相向回绕；⑦摇摆推顶；⑧旋转回位；⑨扣挤击打；⑩撬拨扩新；⑪夹挤分骨；⑫按摩推拿。其中，杨茂清教授创立的牵抖屈伸、相向回绕、旋转回位、扣挤击打、撬拨扩新法更加具体、实用，在临床上常收到事半功倍的效果。

杨茂清教授在运用手法整复治疗骨折和脱位过程中，非常重视筋肉损伤的修复治疗，倡导"筋骨并重"。中医学认为，"筋束骨，骨张筋""骨为干，脉为营，筋为刚，肉为墙"。人体以骨骼为支干，以脉营运气血，以筋的刚劲约束骨骼并参与运动，肌肉为机体的墙壁，以关节为枢纽，以肌肉、肌腱为动力，使人体进行各种活动。骨折和脱位后，不仅丧失了骨骼的支干作用，也失去了筋对骨的正常连接、约束及滋养作用，因此杨茂清教授认为，在骨损伤的同时，均伴有筋的损伤，且筋肉损伤的轻重程度往往和骨折疾病治疗的难易有着极为密切的关系。骨折移位能否成功复位，骨折复位后的稳定程度，骨折愈合迟速和能否连接，骨折的并发症和后遗症的程度，受伤肢体功能恢复等，无不与筋的损伤程度有关。故伤科先贤们有"治骨先治筋"之说。任何可能伤筋的骨折整复方法，如开放复位法，都应尽量少用，而方法恰当和操作精巧的骨折整复几乎不会对"筋"造成损伤，就能使骨折移位得以整复归原。因此，治疗亦当"筋骨并重"，切不可重骨而废筋。比如，儿童肘部骨折，若早期肿胀较重，可在局部麻醉下抽出血肿，然后再进行整复，不过杨茂清教授强调在施行手法时要慎重，勿用暴力，以免再次加重软组织的损伤；皮肤损伤较重的开放性骨折，伤口在 2 cm 以内、无污染者，可在清创缝合后进行及时整复；对闭合性骨折，出现神经血管损伤者也应尽早整复，以恢复骨的连续性，从而解除骨突对软组织所造成的压迫，但要严密观察神经血管损伤的恢复情况。杨茂清教授反复强调，一个骨科医生不应仅仅局限于骨伤治疗而忽视软组织损伤的治疗，如果二者不能兼顾，即使骨对位好，也常会导致关节囊和韧带挛缩、肌肉粘连等一系列并发症，从而影响肢体的功能，甚至造成肢体功能丧失或终身残疾，这些沉痛而深刻的教训举不胜举。例如，胫腓骨干骨折、尺桡骨骨折、小儿肱骨髁上骨折等，有的医生为了追求骨折的解剖对位，不顾局部软组织的严重损伤，反复施行粗暴手法整复或长时间手法整复，或为了防止骨折移位，过多应用压垫或绑带捆绑过紧，引起软组织内压力过高，组织缺血缺氧，组织水肿、变性，导致筋膜间室综合征等；也有的医生为了追求骨的对位，对闭合骨干骨折，如尺桡骨骨折，贸然行切开复位，导致筋肉损伤，皮肤瘢痕形成，这无疑加重了软组织损伤，不利于骨折的愈合及肢体功能的恢复；陈旧性肩锁关节全脱位，多数医生主张切开复位内固定治疗，结果术后不但影响局部美观，而且影响肩部功能恢复。

2. 整体功能与局部解剖并重　人体是一个有机整体，五脏六腑、四肢百骸都处在一个整体的协调之中，受气血的滋养，因此一旦筋骨受到损伤，首先伤及气血。由于创伤疼痛刺激及出血、心率加快、心肌收缩增强，肾功能出现相应的变化以维持血容量。但是伤后机体的代偿能力是有限的，若创伤严重，则会出现心搏呼吸骤停、休克、呼吸窘迫综合征、脂肪栓塞、急性肾衰竭、多系统器官功能衰竭等并发症，如不及时纠正则会危及生命。即便损伤较轻，全身也常因瘀血、肿胀、疼痛、发热等引起不适。病人局部损伤若未得到妥善处理，由于局部损伤的刺激，全身证候很难彻底消除，因局部骨骼和周围软组织的正常关系遭到破坏，剧烈的疼痛和瘀滞会引起心悸、汗出、呼吸短浅、脉象紧数、眩晕、虚弱、纳食不佳、夜眠不安、精神处于惊恐和忧思等紧张状态，以致机体阴阳失调，故有"病不除，证难纠"之说，若能及时在损伤局部施用整骨手法，将移位的骨折端和脱位的关节整复到正常位置，并给予妥善的固定、正确的护理，则上述证候也会随之得到改善。又如内伤发热，若排除其他致热的病因，则多为受伤局部筋骨脉络受损，气血溢出经脉而瘀滞不行，阻滞经络，血瘀化热，若施行整骨推拿手法治疗，行气活血，通经活络，消肿定痛，使损伤局部的血瘀气滞及时消散，则热随瘀减，故骨伤科疾病全身证候和局部病证有很大关联。所以，杨茂清教授十分重视整体与局部的辨证关系，他认为骨伤尽管是以骨的局部解剖关系破坏为主，但也影响整体气血。杨茂清教授在治疗骨伤时除重视局部解剖关系外，还非常重视整体的功能性。他强调，在治疗骨伤时，尽量采用低损伤的方法，如治疗四肢骨折脱位，能手法复位小夹板固定者，不采用内固定；能采用闭式复位内固定者，不采用手术切开复位内固定。这就最大限度地降低了对整体气血的损伤，较好地处理了整体与局部的关系。如小儿肱骨髁上骨折，采用手法复位小夹板外固定，能使骨折移位得到矫正，且通过外固定能有效维持骨折的对位，并能对未固定的关节进行早期功能锻炼，改善了局部血液循环，促进了骨折的愈合速度，保护了局部组织的完整性，因而较手术病人愈合时间缩短了2周左右，同时又克服了手术所带来的并发症及后遗症，也避免了手术瘢痕影响美观。

整体气血恢复与否，也直接影响局部解剖关系的恢复。如骨伤病人出现失血及水、电解质紊乱，或有发热等全身不良反应，若不注重整体调整，及时纠正机体功能的紊乱，则很容易造成机体衰弱，致使骨折不愈合，肌肉萎缩，局部功能障碍，或发生关节僵直，功能失用，以致残障。所以，骨折后局部的解剖关系必须重视，但整体功能亦不可忽视，必须局部治疗与整体治疗兼顾。

3.提倡中西医结合，提高骨伤治疗水平　随着科学技术的发展，骨伤的诊断和治疗出现了新的机遇和挑战。如何把现代科技与传统骨伤治疗有机结合，使病人痛苦小，疗效高，无并发症和后遗症，简便安全，已成为骨伤治疗学中探索的热点。杨茂清教授坚持师古而不泥古，在继承中求发展，在探索中有创新，在治疗骨伤疾病时，把现代医学的理论知识、科学成果与中医骨伤的手法整复紧密结合，倡导用中西医结合的方式优化骨伤治疗方法。如手法复位经皮穿针内固定治疗锁骨骨折，经皮扩新内固定治疗陈旧性肩锁关节全脱位，自身牵引平衡固定器治疗股骨干骨折及不稳性胫腓骨折等，为中医整骨书写了新的内容，提高了骨伤的治疗水平。

锁骨骨折是临床常见骨折，由于传统的治疗手法复位困难，且外固定不可靠，不愈合率高，且常导致畸形愈合，影响了肩关节的功能及美观，手术切开复位内固定存在病人痛苦大、感染机会多、骨不愈合率高、皮肤遗留瘢痕影响美观等不足，杨茂清教授在长期临床实践及对锁骨生物力学的研究中认识到，锁骨在肩关节活动中起到十分重要的作用，畸形愈合会对肩关节的功能带来不利的影响。因此，杨茂清教授经多年研究，在西医切开内固定的基础上，通过闭合手法整复内固定置入的模拟实验，终于研究出理想的中西医结合治疗方法——钳持端提回旋手法复位经皮逆行穿针内固定治疗锁骨骨折，这一方法不仅能使骨折解剖复位且牢固固定，而且术后也不需任何外固定，病人痛苦少，骨折愈合快，且在治疗期间，还可从事一般工作，无并发症及后遗症，优良率达 97%，达到了功能恢复与美观并进的目的。这一治疗方法从根本上解决了以往对锁骨骨折治疗上的难题，是一项中西医结合的新成果。

尺桡骨多段骨折是四肢骨伤中较难处理的骨折之一，损伤严重、机制复杂，闭合手法复位往往顾此失彼，并且外固定也很困难，所以国内外强调必须手术治疗，但因手术切开复位，往往切口较长或多切口复位内固定，无疑会增加病人的痛苦、加重组织的创伤，影响骨的愈合。所以杨茂清教授研究出闭合手法复位及闭式穿针内固定的治疗方法，并首先提出先复位固定桡骨，再复位尺骨的观点，桡骨复位固定后，尺骨的整复固定则迎刃而解，并施以小夹板超腕固定，以防止骨端的旋转。这一治疗方法既解决了复位、固定中的难题，又避免了切开复位内固定的诸多弊病，衷中参西，珠联璧合。这些治疗方法，充分体现了杨茂清教授强调的观点：治疗骨伤时应该为病人创造有利的条件，而不要伤上加伤，干扰和破坏人体的生理功能和骨组织的自身修复能力。另外，杨茂清教授在对闭合手法整复困难的某些骨折案例中，常利用手术过程观察研究移位特点及复位机制，从而创新整骨手法，如肱骨外踝骨折（Ⅲ、Ⅳ型）的治疗，由于骨块多面且旋转复杂，闭合复位困难，多数医生都采取切开复位内固定治疗，杨茂清教授通过手术中的复位研究认为，闭合手法复位成功的关键是纠正冠状轴旋转，而其他矢状轴和水平轴旋转，通过旋转前臂屈肘活动即可纠正。

　　杨茂清教授在几十年的临床工作中，始终坚持弘扬中医整骨手法，倡导中西医结合。他认为，骨伤科具有独特性，尤其是现代机械化的发展，骨伤疾病多以重症多、情况复杂为特点，单纯手法复位夹板外固定已很难适应现今的临床需要，所以，中西医结合治疗骨伤疾病是一个十分重要的课题。中西医结合治疗骨伤疾病虽前无古人，但应后有来者，要不断提高中医整骨水平，知难而进，走出一条中西医结合治疗骨伤疾病的新路子。

临证经验

一、成人锁骨骨折的诊疗方案

锁骨骨折是人体运动系统常见疾病，也是中医疗效显著的优势病种。本部分内容分析总结了锁骨骨折病例，对各种治疗方法进行了比较分析，初步拟定了成人锁骨骨折的中医诊疗标准。

（一）诊断标准

有明确的肩部直接与间接外伤史；骨折局部疼痛、肿胀、压痛明显，有移位骨折者可触及异常活动及骨擦音；X线检查可明确骨折类型及移位情况。

（二）分类分型

1. 一类　锁骨中 1/3 或中外 1/3 交界骨折。在成人，骨折多为横形、斜形或粉碎形，骨膜多已完全断裂。因颈部肌肉痉挛，骨折端发生重叠移位，骨折近端因受胸锁乳突肌牵拉向上、向后移位，骨折远端因受上肢重力的作用向下移位；在儿童，骨折多为青枝形或横断形，受胸锁乳突肌牵拉，骨折处形成向上或后上弯曲的弓形。

2. 二类　锁骨外端骨折。较少见，骨折线位于喙锁韧带外侧，多为直接作用于肩部的外力引起。二类骨折又分为Ⅰ型、Ⅱ型、Ⅲ型。Ⅰ型：骨折无明显移位，喙锁韧带完整。Ⅱ型：骨折有移位，喙锁韧带从骨折近端止点处剥离，骨折远端受上肢重力牵拉向前下移位，并随肩胛骨的活动而活动。该型易发生延迟愈合或不愈合。Ⅲ型：锁骨外端关节面骨折，早期不易诊断，常被漏诊，易导致创伤性关节炎。

3. 三类　锁骨内端骨折。最少见，骨折线位于肋锁韧带附近。三类骨折又分为Ⅰ型和Ⅱ型。Ⅰ型：骨折无明显移位，肋锁韧带完整。Ⅱ型：骨折有移位，肋锁韧带断裂，骨折远端受上肢重力牵拉向前下移位，骨折近端受胸锁乳突肌牵拉向上、向后移位。

（三）治疗标准

1. 腕颈带悬吊

（1）适应证：各类型无移位骨折。

（2）操作常规：以腕颈带悬吊患肢于屈肘 90° 位 2～3 周后，逐步行肩关节功能锻炼。

2. 钳持端提回旋手法复位经皮逆行穿针内固定

（1）适应证：一类闭合骨折，未合并严重血管神经损伤者。

（2）操作常规

1）术前准备：按常规手术进行术前准备；采用臂丛神经（肌间沟）阻滞麻醉，必要时配合颈丛神经阻滞或局部浸润麻醉。

2）手术方法：病人取坐位或仰卧位（坐位：病人端坐于高度适中的椅子上，健手托扶患手置于胸腹部，双上臂自然下垂于体侧；仰卧位：患肩接近手术床的边缘并垫高约 30°，肩胛冈上缘悬空，以利于克氏针从肩后侧穿出），常规消毒、铺无菌巾单，术者立于患侧对面，按揉骨折端周围肿胀处以祛散血肿，以手摸心会手法确定骨折断端的位置，用锁骨端提钳于远折段前后缘距骨折线约 1 cm 处由上向下刺入皮肤，进而通过各层软组织，两钳齿探及远折段上缘骨皮质。此时，令两钳齿在骨质表面滑动张开，逐步沿远折端前后缘向深部滑动，直至钳齿尖深度达远折段上下径 1/2～2/3 时，扣紧钳齿，使两钳齿夹持住远折段。术者用左膝部向上轻顶病人右肘部（或令一助手托起），左手持锁骨端提钳带动锁骨外折段先向后轻轻牵拉，紧接着向上提拉，同时右手拇、示指捏住近折端向下前方按压，以解除近折端对远折端的阻挡，使远折端绕过近折端的阻挡到达近折端的前上方，突起于皮下。手法摸清远折端断面的形态，结合 X 线片，将克氏针自远骨折端断面刺入皮肤。探及骨质，通过针尖在骨端滑动触探的方法确定断面的形态及范围，从而确定髓腔的位置。将克氏针刺入髓腔内，刺入时若手下有明显的涩滞感时则证明克氏针在髓腔内。用骨锤击打针尾，至阻力明显增大时，改用骨钻带动克氏针钻入，边进针边调整方向，使克氏针保持弯向后侧的弧形，以利于针尖沿外折段髓腔方向前进。最终从锁骨外侧向后的弯曲处突破并从肩锁关节内侧 3 cm 以内、肩胛冈上缘穿出皮肤（检查针尖处可见少量骨碎屑，可确定克氏针通过外折段髓腔）。用骨钻自肩胛骨上缘夹持并带动克氏针向后退，直至针尾与外折端断面平齐。术者左手持锁骨端提钳提起远折段向后下绕过近折端，右手拇、示指捏住近折端，维持其正常的解剖位置不动，当远折端达近折端后下方时，左手持锁骨端提钳带动外折端向上提拉的同时向外牵拉，同时矫正侧向移位与重叠移位。当手下有明显的骨折复位感且手下触摸锁骨骨嵴连续，则证明复位准确。两手分别维持远、近折端位置，助手用骨锤自外向内击打克氏针使其顺行进入近折端髓腔。如克氏针顺利进入近折端髓腔，可听到胸腔共鸣音，并且克氏针可随击打顺利进入，当进入 3 ~ 5 cm 时停止；如进入 1 ~ 2 cm 后阻力明显增大且继续进入困难时，则为克氏针抵于锁骨前侧弯曲处，可用骨钻带动克氏针突破骨皮质；如开始时即出现很大阻力且克氏针进入不明显，则为克氏针抵于近折端骨皮质，应轻微调整方向再进入；如克氏针无明显阻力时，则为克氏针进入软组织内，应立即停止并退出。克氏针进入近折端髓腔应达 3 ~ 5 cm 以上，或从其前方突破骨皮质。手法检查骨折端的稳定性好，将针尾折弯剪短、锉平，埋于皮下。如系粉碎性骨折，手法理顺骨折端周围旋转移位的骨片，顺皮纹方向捏挤针孔使其自然闭合，消毒，无菌包扎。检查桡动脉搏动，腕颈带悬吊前臂于屈肘 90° 位。结束手术。

（3）术后处理：常规针孔换药，预防性应用抗生素 3 天。2 周后拍片，去除腕颈带，结合 X 线检查及骨折稳定程度，指导逐步功能锻炼。术后 1 ~ 2 个月，视骨折愈合情况在局部麻醉下取出钢针。

3."8"字绷带（或锁骨带）外固定

（1）适应证：病人不愿或因有手术禁忌而不能接受闭合复位经皮逆行穿针内固定的一类骨折。

（2）操作常规：以"8"字绷带（或锁骨带）固定于挺胸、双肩关节外展后伸位，1 个月后解除绷带，进行功能锻炼。

4.闭合复位经皮顺行穿针内固定

（1）适应证：二类Ⅱ型、Ⅲ型及三类Ⅱ型骨折。

（2）操作常规：

1）术前准备：按常规手术进行术前准备；采用臂丛神经（肌间沟）阻滞麻醉，必要时配合颈丛神经阻滞或局部浸润麻醉。

2）手术方法：

①锁骨外端骨折：病人体位同钳持端提回旋手法复位经皮逆行穿针内固定。术者取直径2 mm钢针，经肩峰外侧皮肤刺入，顺锁骨外段走行方向钻入肩峰至肩锁关节间隙，X线机透视位置满意，2名助手各自经腋下握持上臂近端对抗横向牵引，矫正骨折短缩移位；术者立于病人背后，一侧膝关节屈曲向上顶住患肢肘部，同时双手四指自腋下向上托提肩关节，双手拇指向前下方推按骨折近端，复位骨折；1名助手将钢针顺行钻入锁骨远折端，过骨折线进入近折端髓腔，突破上、后侧皮质，手下有突破感时立即停止。X线机透视位置满意后，同法补穿1枚直径2 mm钢针，2枚钢针在水平面交叉约10°。检查骨折稳定，透视位置满意，针尾折弯、剪短、挫平，埋于皮下。无菌包扎。腕颈带悬吊患肢于屈肘90°位。

②锁骨内端骨折：病人取仰卧位，术者取直径2.5 mm钢针，于锁骨前侧弯曲的外上方刺入皮肤抵达骨皮质，沿锁骨内段的走行方向钻入髓腔内，达骨折线停止，X线机透视位置满意，2名助手各自经腋下握持上臂近端对抗横向牵引矫正骨折短缩移位；术者双手拇指向后下推按近折端，复位骨折；1名助手将钢针顺行钻入远折端达关节面外侧（如骨折不稳定，可将钢针继续钻入，突破胸锁关节进入胸骨上端，但必须慎重，在X线机监控下进行，以免误入胸腔，术后严密观察病人的呼吸情况）。检查骨折稳定，透视位置满意，针尾折弯、剪短、挫平，埋于皮下。无菌包扎。腕颈带悬吊患肢于屈肘90°位。

3）术后处理：同钳持端提回旋手法复位经皮逆行穿针内固定。

5.切开复位内固定

（1）适应证：伤口超过2 cm或伤口小于2 cm但污染严重的开放性骨折；合并严重血管神经损伤者；受伤时间超过2周，骨折端已经有纤维连接，闭合复位不易成功者；闭合复位失败者；陈旧骨折；各种原因导致的骨不连；病人坚决要求解剖复位。

（2）手术方法：局部麻醉、臂丛神经（肌间沟）、颈丛神经阻滞麻醉或全身麻醉，病人取仰卧位，患肩垫高，沿锁骨做横切口长约5 cm，起止点根据骨折部位确定。切开皮肤、皮下组织，显露骨折端，复位骨折，根据骨折稳定程度选用钢针、重建钢板、锁定钢板、钩形钢板等内固定器材。如伴有锁骨下动静脉损伤，应紧急探查修补；如伴有臂丛神经损伤，探查神经束膜完整者，后期多可自行恢复；如果探查神经断裂者，行束膜断端吻合；如伴有神经断裂缺损，可急行神经移植术或留待二期行肌腱转位术。

（3）术后处理：常规换药，预防性应用抗生素。根据骨折稳定程度，定期拍摄X线片，指导功能锻炼。骨折愈合后切开，手术取出内固定物。

我们在分析总结大量病例的基础上发现，对于有移位的锁骨骨折，使用"8"字绷带（或锁骨带）外固定法治疗，骨折大部分畸形愈合，后遗慢性疼痛或功能障碍，小部分骨折不愈合；切开复位内固定不论是用1枚还是2枚钢针，都有一定数量的病人出现钢针松动、退出或断裂，且因骨折周围软组织剥离、血运破坏，骨不连的概率增加；切开复位内固定法创伤大、费用高；而采用闭合复位经皮顺行穿针内固定法治疗，只要操作得法、固定牢靠、骨折愈合快、并发症少、创伤小、费用低，显著优于其他疗法，可作为成人锁骨骨折的中医标准化治疗方案。

二、钳持端提回旋手法复位经皮逆行穿针内固定治疗锁骨骨折

锁骨骨折为常见骨折之一，尽管治疗方法一再改进，但效果仍不令人满意。近年来，我们采用自行设计的钳持端提回旋复位经皮逆行穿针内固定法治疗锁骨骨折，取得良好疗效，报告如下：

（一）操作常规

1.复位固定材料

（1）自制锁骨端提钳 1 把（形似布巾钳，长 20 cm，钳环内径 2.3 cm，钳夹间距 0.4 cm，钳尖直径 0.1 cm，根部直径 0.25 ~ 0.3 cm，呈锥形）。

（2）两端有扁平尖，直径 0.2 ~ 0.25 cm，长 10 ~ 12 cm 的克氏针数枚。

（3）常规消毒用具及骨锤、骨钻各 1 把。

2.手术方法　臂丛神经（肌间沟）阻滞麻醉或局部浸润麻醉，常规消毒铺巾。病人取坐位或仰卧位（患侧肩部垫高约30°），患侧上肢置于胸前。术者立于病人侧前方，一手轻轻按揉骨折肿胀处以祛散血肿；另一手持锁骨端提钳经皮夹持锁骨外折段，并回旋提起使断端明显翘起于皮下。摸清远折端断面后用一枚 2 ~ 2.5 mm 的克氏针经皮自断端由内向外插入，钢针进入髓腔时针下有滞涩感。然后用骨锤击打，或缓缓摇动骨钻，使钢针向背部保持一定弧度，以保证针尖沿肩锁关节内后方，自肩胛冈上缘穿出皮肤（出针点距肩锁关节 3 ~ 4 cm 为宜）。至针尾与断面平齐时，可根据锁骨远折段向下、向外、向前，近折段向上、向外及向后旋转重叠移位的机制，一手拇、示指扣捏近折段向下、向前牵拉，另一手持钳将远折段向外牵拉，纠正重叠移位，同时向后回旋去对近断端，当触摸确定骨嵴连续后，顺行将钢针击入或钻入近折段髓腔

内。若为粉碎性骨折，可根据移位方向摇摆或回旋远端，并加以手法理顺使之复位。然后用手捏住骨片维持位置，在向外牵引锁骨远端的同时，将针徐徐击入近折段髓腔。至进针有明显阻力时，再击入 2~3 cm 即可。针尾弯曲埋于皮下，无菌包扎，腕颈带悬吊前臂于胸前。

3. 术中注意事项

（1）根据 X 线片显示髓腔的粗细选择直径 2~2.5 mm 的克氏针，克氏针过粗则进针困难，过细则抗应力差，易成角及旋转移位。

（2）钢针刺入皮肤时，应严格控制其深度，防止发生意外。选定髓腔时，应用针在骨折端滑触法，如果针尖触及髓腔的周壁均有阻力时，方可进行。进针深度以超过骨折线 3~4 cm，并进入骨皮质为宜。进针过浅则固定不牢，过深则穿破骨皮质时易损伤其他组织。

（3）在操作中应防止端提钳夹持过深，以免误伤锁骨下的重要神经和血管，一般夹持锁骨前后缘上下径的 1/2~2/3 为宜。

（4）手法理顺碎骨片时不要用力按压，以免损伤骨膜及其周围的软组织。

（二）讨论

锁骨骨折是临床常见的损伤之一，其好发于锁骨中 1/3 至外 1/3 处。目前治疗上常用的外固定方法有单"8"字绷带固定法、双圈固定法、胶布加"8"字绷带固定法等，因难以掌握固定的松紧度，故很难维持对骨折端的恒定压力。往往整复固定后，开始尚有一定的维持作用，但几经起卧活动使绷带松动或挤成一股绳时即失去固定作用，最后还是在重叠旋转位中畸形愈合。不仅影响美观，而且因锁骨短缩和锁骨旋转轴的改变，必然影响肩关节的正常功能。日久，肩锁关节和胸锁关节在非解剖位置上磨损，关节增生、软组织损伤、创伤性关节炎等并发症在所难免。再者，因这种长期强迫姿势的外固定较痛苦，病人往往在固定中途自行解除，势必造成畸形愈合或不愈合。手术治疗虽然可获得解剖对位和牢固的内固定，但切开复位不仅造成切口瘢痕影响美观，而且由于软组织及骨膜损伤大，势必影响骨折愈合，增加了创伤性无菌性炎症的发生率。

20 世纪 80 年代开始，国内外部分学者对传统方法治疗锁骨骨折的不足有了充分的认识，开始探索新疗法，如闭合复位穿针内固定法及锁骨外固定器（包括单平面钳夹、架式和多平面架式两类）。这些疗法虽然比传统疗法先进，但均需垂直锁骨穿针，危险性较大，且手术复杂烦琐，常因切口外露增加了感染机会。钳持端提回旋手法复位经皮逆行穿针内固定法是在上述疗法的基础上提出的，本法不仅具有穿针内固定法的优点（①钢针能可靠地对抗各方面再移位的应力，减少了折端剪力，从而保证了骨折在正常位置上愈合；②能早期进行功能锻炼，加速骨折愈合速度，有效地防止了肩周炎的发生），而且操作简便，安全可靠，创伤小，痛苦少，疗效好。尤其对粉碎性骨折的治疗具有更明显的优势。粉碎性骨折中较大的骨片都与骨膜及周围软组织相连，骨端提钳夹持锁骨远段沿锁骨的纵轴向外牵拉时，一般均可归回原位。比用钢丝或缝线捆绑碎骨片的切开复位法容易得多。

无论哪种骨折，治疗的最终目的是要恢复其功能及正常解剖形态。过去只是认为锁骨是连接肩胸的桥梁，骨折后畸形愈合对肩部功能影响不大，现在看来这种认识是肤浅的，缺乏科学性。通过对肩部功能解剖及锁骨生物力学分析发现，锁骨不仅是连接肩胛骨与躯干的桥梁，还是人体重要的承重部位之一，在肩关节活动中起着十分重要的作用。若锁骨成角 10°、重叠移位 1 cm，不仅造成锁骨缩短，也改变了锁骨本身的旋转轴，使肩锁、胸锁关节面上受力分布发生改变，产生过大的局部应力，造成关节软骨损伤，最终导致创伤性关节炎。我们曾对 200 余例锁骨骨折畸形愈合的病人进行长期随访，发现其中从事体力劳动者有 30% 在 5 年内出现不同程度的肩部功能障碍，如肩锁关节疼痛，胸锁关节锁骨端高起、压痛，肩关节外展受限，患侧侧卧局部疼痛不适及继发肩关节周围炎等。有鉴于此，我们认为对锁骨骨折的治疗，亦必须力求良好的对位，并使其在解剖对位下愈合。这不仅是为了美观，更重要的是为了恢复肩部的功能。实践证明，采用钳持端提回旋手法复位经皮逆行穿针内固定法是可以达到这一目的的。

（三）使用本法的有关问题

首先应严格掌握适应证。凡新鲜的锁骨骨折，只要皮肤完好，均是本法的适应证。实施闭合穿针之前，一般不需要特殊准备，但对多发骨折及有颅脑、胸腹外伤史的病人，应详细检查以防漏诊。对于伤后超过 2 周的锁骨骨折，用本法时要慎重，因锁骨处血运丰富，骨痂新生快，2 周时折端瘢痕粘连，已有骨痂形成，远折端不易提起，会造成手法复位和穿针困难。所以对锁骨骨折应及时采用本法处理，而且处理得越早越好。术后，为了防止肩周炎的发生（尤其对老年病人），要加强功能锻炼。但内固定钢针取出不能过早。

三、闭合及切开复位钢针内固定治疗锁骨骨折的对照研究

锁骨骨折是骨伤科临床常见病、多发病，国内外学者一直在寻求更为有效、安全、痛苦小、成本低廉的治疗方法。钳持端提回旋手法复位经皮逆行穿针内固定治疗锁骨骨折广泛应用于临床 20 余年，已取得了良好的疗效，但在临床应用过程中，尚缺乏明确的适应证、禁忌证选择标准和客观、科学、安全的治疗技术操作规范，因而出现疗效不一、存在安全隐患等问题。我们对锁骨骨折进行闭合及切开复位钢针内固定治疗的随机对照试验，目的是通过严格的临床试验进一步观察其临床疗效，探讨该方法的操作标准及安全性，制定临床操作技术规范。

（一）诊断标准

参照人民卫生出版社出版，谢立信主编的《诊疗常规》（1997 年第 2 版）中锁骨骨折诊断标准。①间接或直接暴力受伤史；②局部肿胀、压痛，锁骨中、外1/3畸形或骨擦感；③少数病人臂丛神经及锁骨下血管损伤；④儿童青枝骨折，需作 X 线检查。

（二）纳入标准

①符合锁骨骨折诊断标准；②年龄 18 ~ 65 岁；③骨折发生在 2 周以内；④锁骨干骨折，骨折端明显移位；⑤病人本人或法定监护人知情同意，自愿受试，并填写知情同意书。

（三）排除标准

①不符合上述诊断标准和纳入标准者；②合并臂丛神经或锁骨下血管

损伤需手术探查者；③已接受过其他方法治疗，其治疗影响本研究指标者；④合并严重的病症，不能耐受治疗操作者。

（四）手术方法

1.治疗组　闭合复位内固定治疗，以右侧锁骨骨折为例。

术者站于右侧，手法按揉骨折端周围肿胀处以消除血肿，并通过手指触摸确定骨折断端的位置。用锁骨端提钳于远折端前后缘距近折端 1 cm 由上向下刺入皮肤，通过各层软组织，两钳齿探及远折端上缘骨皮质，此时，令两钳齿在骨质表面滑动张开，逐步沿远折端前后缘向深部滑动，直至钳齿尖达远折端上下径 1/2 ~ 2/3 时，扣紧钳齿，使两钳齿夹持住远折端，试行向上提拉端提钳以确定夹持可靠。

术者用左膝部向上轻顶病人右肘部（或令一助手托起），使下移的肩部恢复正常高度，以利于复位操作，左手握锁骨端提钳带动锁骨外折端先向后轻轻牵拉，紧接着向上提拉，同时右手拇、示指捏住近折端向前下方按压，以解除近折端对远折端的阻挡，使远折端绕过近折端的阻挡到达近折端的前上方，术者可清楚触摸到位于皮下的远折端。

回旋提起远折端时，如手下有明显弹性阻挡感，则证明断端被软组织阻挡，应在回旋的同时向外牵拉远折端，通过矫正重叠移位解脱软组织对断端的阻挡。

术者左手维持回旋提起的位置，右手持克氏针自远折端刺入皮肤，探及骨质，结合 X 线片及针尖在骨端滑动触探的方法确定断面的形态及范围，确定髓腔的位置。将克氏针刺入髓腔内，如手下有明显的涩滞感则证明克氏针在髓腔内。助手用骨锤击打针尾，至阻力明显增大时，改用骨钻带动克氏针钻入，边进针边调整方向，使克氏针保持弯向后侧的弧形，以利于针尖沿外折端髓腔方向前进，最终从锁骨外侧向后的弯曲处突破并从肩锁关节内侧 3 cm 以内、肩胛冈上缘穿出皮肤（检查针尖处可见少量骨屑，有助于确定克氏针通过外折端髓腔，而不是通过骨膜下或软组织）。用骨钻自肩胛骨上缘夹持并带动克氏针向后退，直至针尾平外折端断面。术者左手持锁骨端提钳提起远折端向后下绕过近折端，右手拇、示指捏住近折端，维持其正常的解剖位置不动，当远折端达近折端后下方时，左手持锁骨端提钳带动外折端向上提拉的同时向外牵拉，同时矫正侧向移位与重叠移位。当手下有明显的骨折复位感，且触摸锁骨骨嵴连续时，则证明复位准确。两手分别维持远、近折端位置，助手用骨锤自外向内击打克氏针使其进入近折端髓腔。如克氏针顺利进入近折端髓腔，可听到胸腔的共鸣音，进入 3 ~ 5 cm 停止；如克氏针进入 2 ~ 3 cm 后阻力明显增大且继续进入困难时，则为克氏针尖抵于锁骨前侧弯曲处，可用骨钻带动克氏针突破骨皮质；如开始时即出现很大阻力且克氏针进入不明显，则为克氏针抵于近折端骨皮质，应轻微调整方向再进入；如克氏针无明显阻力且无进入髓腔内所特有的共鸣音时，则为克氏针进入软组织内，应立即停止并退出。复位与固定成功后，手法检查骨折端的稳定性，将针尾折弯埋入肩胛骨上缘皮下。手法理顺骨折端周围旋转移位的骨片，沿皮纹走向捏挤针孔使其自然闭合，消毒，无菌包扎。检查桡动脉搏动，腕颈带悬吊前臂，结束手术。术后 4 ~ 5 周骨折达临床愈合，取出内固定克氏针。

2. 对照组　切开复位钢针内固定。

病人取仰卧位，患侧肩部垫高，沿锁骨走行方向横行切一长约 5 cm 的切口，切开皮肤、皮下组织，显露两侧骨折端，从远折端插入 1 枚直径 2 ~ 2.5 mm 的克氏针，穿出皮肤，骨折端复位后再将克氏针自外端穿入骨折内端，剪除过长的克氏针外端，折弯埋于皮下。对复位后不稳定的骨折片行丝线捆扎固定。检查并缝合切口，无菌包扎，腕颈带悬吊前臂于胸前。术后 4 ~ 5 周骨折达临床愈合，取出内固定克氏针。

（五）疗效评价

1. 骨折临床愈合标准　参照人民卫生出版社出版，周秉文等编写的《简明骨科学》（1999 年）中骨折临床愈合标准。①骨折局部无压痛及纵向叩击痛；②局部无反常活动；③X 线片显示骨折线模糊，有连续的骨痂通过骨折线；④外固定解除后肢体能满足以下要求：上肢能向前平举 1 kg 达 1 分钟，连续观察 2 周骨折不变形。

2. 肩关节功能评定标准　参照人民卫生出版社出版，戴尅戎主编《肩部外科学》（1994 年）对肩部进行量化评分，评分项目分疼痛、功能和活动度。疼痛（75 分）：①无疼痛 75 分；②偶有轻微疼痛，不影响活动 60～74 分；③轻度疼痛，剧烈活动可加重 45～59 分；④中度疼痛，尚可忍受，但需服镇痛药 30～44 分；⑤剧烈疼痛，活动明显受限，甚至丧失功能 0～29 分。功能（12.5 分）：①前屈、外展达 180° 并能做充分内旋活动 12.5 分；②前屈、外展达 135° 7.5～12 分；③外展、前屈 90°，主动抬臂困难 5.5～7 分；④主动外展、前屈障碍仅 45° 4～5 分；⑤完全不能抬臂，尽全力前屈仅达 30° 0～3.5 分。活动度（12.5 分）：①后伸 0°～25° 0.5 分，26°～50° 1 分；②前屈 0°～60° 1 分，61°～120° 2 分，121°～180° 3 分；③外展 0°～60° 1.5 分，61°～120° 2.5 分，121°～180° 3.5 分；④内收 0°～25° 1 分，26°～50° 1.5 分，51°～75° 2 分；⑤内旋 0°～30° 1 分，31°～60° 1.5 分，61°～80° 2 分；⑥外旋 0°～30° 0.5 分，31°～65° 1 分。

3. 疗效评定标准　比较不同治疗方法肩关节功能优良率（优 90～100 分，良 80～89 分，一般 70～79 分，差＜70 分）及临床愈合时间的差异。

（六）结果

治疗组优良率 100%；对照组优良率 83%。治疗组骨折均愈合，骨折愈合时间 28～49 天，平均（34.51±2.7）天；对照组 3 例粉碎性骨折及 1 例短斜形骨折未愈合，其余骨折愈合时间 36～92 天，平均（55.3±4.8）天。治疗组术后住院 3～7 天，针孔闭合无渗出及明显红肿即可出院；对照组术后住院 10～12 天，切口拆线后出院，两组病例术后均达解剖或近解剖复位，无手术部位感染及内固定断裂或松动。所有病例分别于术后 3 周开始复诊，检查骨折端压痛及纵向叩击痛情况（查体时骨折局部不显露，以形成盲法效果），对局部无压痛及纵向叩击痛者进行骨折临床愈合标准中其他项目检查，以确定临床愈合时间。骨折达临床愈合后，经肩关节功能锻炼，至少连续 2 个月肩关节功能无改善或确定骨折不愈合超过 1 个月时进行肩关节功能评价。

（七）讨论

1. 锁骨骨折准确复位与固定的必要性　锁骨骨折是骨伤科临床常见病、多发病，占全身骨折的 5%～10%，目前常见的治疗方法有多种，其中单纯手法复位外固定方法有"8"字绷带、弹力带、T 形夹板、石膏、纸板等。对于明显移位的锁骨骨折，手法复位均不能达到解剖或近解剖复位，骨折端存在重叠、旋转、成角等多种移位形式，骨折的治疗结果是一种明显的畸形愈合，这将影响肩部上提及内收时锁骨相应的旋转活动，并导致双肩不平衡。这种功能影响早期尚不明显，但随着肩部活动增加，肩峰及肩锁关节部位疼痛症状日趋明显，将逐步导致创伤性关节炎。另外，患侧肩部甚至双侧肩部长期的强迫体位及骨折局部明显外观畸形，也不能满足人们对治疗越来越高的要求。因此，近年来国内外学者对锁骨骨折的治疗多主张恢复锁骨的正常解剖结构，减少骨折治疗后的并发症和后遗症，以切开复位内固定为主。不同手术方法，疗效有明显不同，切开手术对骨折端广泛暴露、剥离及钢板应力遮挡导致的不良后果亦十分明显。Schwarz 等报道，钢板固定锁骨骨折总失败率 12%，Poigenfurst 等随访 110 例手术治疗锁骨骨折，4 例发生内固定取出后再骨折，5 例因假关节形成而再次手术。目前，切开复位内固定方法仍不能很好地解决切开手术内固定常见的并发症和后遗症，更不能解决手术切口瘢痕对肩部美观的严重影响。因此，寻求更好的复位与固定方法一直是骨科医生所面临的难题。

2. 钳持端提回旋手法复位经皮逆行穿针内固定治疗锁骨骨折的安全性与有效性　该方法治疗锁骨骨折既达到了复位与固定准确的目的，又避免了切开手术所带来的各种弊端，更易被病人接受。经过临床广泛应用，取得了良好的疗效，但其应用的安全性一直是人们关心的问题，即锁骨端提钳及骨折端能否伤及锁骨下血管与神经的问题。锁骨下动、静脉及臂丛神经紧贴锁骨中段下缘走行，不正确的操作极易发生血管神经损伤。我们根据局部的解剖特点，将钳夹点确定于骨折端略偏外侧处，可避开血管神经的走行部位，钳夹时只钳夹锁骨上、下径的 1/2～2/3，而不是将钳齿环抱锁骨，以免有时因局部肿胀定位不准确而发生误伤，进一步提高了操作的安全性。回旋复位时，一方面避免进行强力旋转，遇到阻力时先将骨折端牵开，以解脱断端软组织的嵌夹；另一方面，将远折端经近折端后方旋转以远离锁骨下血管神经，同时将近折端向前下方按压以减少对远折端的阻挡，可缩小远折端的旋转范围，从而最大限度避免了对锁骨下血管神经的损伤。通过对照研究，未发生血管神经损伤问题。因此，从理论与临床实践两方面证实，按该规范操作具有良好的安全性。

通过对比研究，治疗组 101 例术后愈合时间（34.51±2.7）天，明显短于对照组（55.3±4.8）天，肩关节功能优良率（100%）明显优于对照组（83%），说明该方法治疗锁骨骨折对骨折端周围血运及附着于锁骨干的肌肉等组织的干扰小，更有利于骨折的早期愈合及功能恢复。治疗组手术部位的外观美学指征明显优于对照组，满足了病人对治疗越来越高的要求。

四、轴位逆行穿针内固定治疗锁骨内侧端骨折

锁骨内侧端骨折临床较为少见，多由直接外力所致，常合并肋骨骨折、胸膜及肺部损伤或神经和血管损伤，为了取得良好的解剖复位效果，我们采用轴位逆行穿针内固定法治疗。

（一）操作常规

1. 手术方法　采用臂丛神经阻滞麻醉，病人取仰卧位，两肩胛骨间垫高5 cm。术者通过手指触摸确定骨折端具体位置，选择 1 枚直径为 2.5 mm、两端带尖的克氏针，于锁骨断端由内向外刺入远侧骨折段髓腔。适当调整克氏针方向，使其沿锁骨内侧 1/3 段髓腔方向进入，针尖于锁骨前侧弯曲处突破骨皮质，用止血钳的钳环抵住克氏针尖突破处引导克氏针体穿出皮肤，距针尖约 2 cm 处弯成 1/6 圆弧，与骨折断端保持平齐并指向内下方。术者站于病人头侧，双手拇指置于骨折端前侧上缘，向后下方按压复位。当畸形明显消失，手下感到骨折端骨质连续，且形态与健侧锁骨相比形态无明显差别时，嘱助手一手维持克氏针内侧端针尖方向，另一手用骨锤由外向内击打进针。针尖出现轻微突破感且再继续进针阻力明显增大时，术者放松复位的双手。若锁骨内侧端未再度翘起，表明针体已进入胸骨内。术者保持骨折端复位状态，沿原方向继续进针，当进针阻力突然减小或针体插入胸骨内约 2 cm 时停止进针。X 线透视下确定骨折端复位及固定情况良好、克氏针未从胸骨后侧突破骨皮质、被动活动患侧肩部骨折端未再度翘起，则将克氏针针尾折弯90° 后埋于皮下。

2. 术后处理 患侧前臂采用腕颈带悬吊固定。麻醉解除后视病人恢复情况，适度进行患侧肩关节前屈、后伸功能锻炼。术后4周，患侧肩关节进行不负重功能锻炼。术后6周取出克氏针。手术前后X线表现如图4-1。

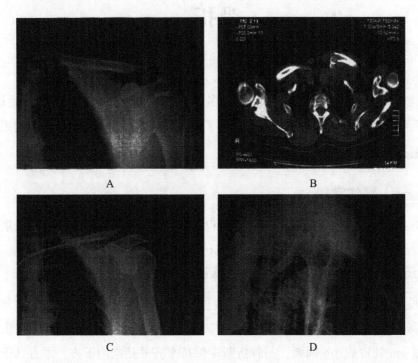

A. 术前正位X线片示锁骨内侧骨折端略向上成角；B. 术前CT片示锁骨内侧端骨折，远端明显向前移位、成角；C. 术后正位X线片示锁骨内侧端骨折复位后克氏针固定；D. 术后侧位X线片示克氏针远端位于胸骨内。

图4-1 左锁骨内侧端Robinson ⅠB₁型骨折治疗前后X线表现（病人，男，49岁）

（二）讨论

锁骨内侧端的横截面呈三角形，与胸骨柄形成鞍状的胸锁关节，位置表浅，骨折后局部肿胀、畸形明显，诊断较为容易。多数锁骨骨折可采用手法复位单纯外固定等非手术疗法；但是单纯外固定仅起到限制患侧肩关节活动、减少骨折端异常活动等作用，并不能维持骨折端的良好复位状态，因此难以获得解剖复位。锁骨内侧端骨折常用的手术疗法包括切开复位克氏针内固定、张力带或钢丝内固定等，前者虽然可以维持复位状态，但是局部固定作用较小，骨折端容易移位，针体滑脱退出后可损伤胸膜及大血管，且术后容易遗留瘢痕，严重影响皮肤美观；后者虽然固定强度较高，但是钢丝可能随呼吸运动切割胸骨，容易出现钢丝断裂、胸骨撕裂等并发症。

轴位逆行穿针内固定治疗锁骨内侧端骨折可以充分解决上述手术疗法的问题。克氏针沿锁骨内 1/3 段髓腔进入，通过胸锁关节进入胸骨内，可以降低穿刺操作的危险程度；克氏针走行方向与胸锁关节间隙、骨折端移位方向垂直，可以有效防止骨折端向前上方成角；克氏针沿锁骨内段纵轴走行距离较长，胸锁关节能够绕克氏针轻微地旋转，可以减少克氏针承受的应力，从而避免出现针体移位或断裂。

手术注意事项：①复位骨折端时，若阻力较大，应禁止粗暴用力，以免骨折端压迫气管，术者可嘱助手进行肩部对抗牵引，然后在此状态下复位；②插入克氏针时注意谨慎操作，由内向外进针时可将针尖部略弯向前，使其沿锁骨后下方向前走行，以便针尖准确进入胸骨内，避免向后误入胸腔；③克氏针进入胸骨内时，注意观察进针速度及针体进入胸骨的长度，避免出现意外损伤；④术后 6 周取出克氏针，避免因应力长时间集中而导致针体断裂。

轴位逆行穿针内固定治疗锁骨内侧端骨折，具有创伤小、复位准确、骨折愈合好、可早期进行功能锻炼、并发症少等优点，有助于促进肩关节功能恢复，值得临床推广应用。

五、轴位穿针经皮缝合内固定治疗胸锁关节脱位

目前，国内外学者在对胸锁关节脱位的治疗方法上存在很大差异，其疗效也各不相同。我们采用轴位穿针经皮缝合内固定治疗胸锁关节脱位，疗效显著。

（一）手术方法

手术在臂丛神经阻滞或局部麻醉下进行。病人取仰卧位，两肩胛骨中间垫高约 5 cm，术者手法触摸确定锁骨中、内段形态与位置，用直径 2.5 mm 克氏针自锁骨中内段交界向前侧弯曲的顶点偏向外前约 0.5 cm 处刺入骨膜下，助手用手指按压锁骨上下的皮肤协助固定克氏针，用骨钻带动克氏针边钻入边调节方向，直至克氏针钻透一侧骨皮质，并且进针方向与锁骨内端平行，退出克氏针。将直径 2.5 mm 的克氏针针尖部约 2 cm 部分弯成 1/6 圆弧，并通过骨孔将针尖引入锁骨内段髓腔。调节针尖的方向，用骨锤轻轻击打针尾使克氏针缓缓进入锁骨内段髓腔内，当克氏针进入 5～6 cm，且锤击时感到进入的阻力明显增大时停止进针，将克氏针后退约 0.5 cm，并持针尾将克氏针尖调节至弯向前下方。术者双手拇指向后下方按压锁骨内端复位，当感到锁骨内端明显向后下方移位，且手法触摸与健侧形态无明显差别时，维持克氏针针尖的方向并继续击打克氏针尾进针。当针尖有轻微突破感再继续进入约 0.5 cm 阻力明显增大时，放松复位的双手，观察锁骨内端无再度翘起则证明克氏针进入胸骨体内。术者继续维持针尖方向进针，当针体进入胸骨体内约 2 cm 或进入阻力明显减小时，停止进针，X 线透视下观察胸锁关节正位及侧位像，确定复位与固

定准确、克氏针未突破骨皮质进入胸腔内，被动活动患肩局部无再度凸起，将克氏针尾折弯约 90° 后埋入皮下。复位与穿针完成后，再行经皮缝合，用自制经皮缝合弯针，引双 10 号丝线自胸锁关节内上方刺入，达骨膜下并紧贴骨质表面，达胸锁关节外上方穿出皮肤，将缝线留在第 2 针孔外退出弯针，同法自第 2 孔将丝线引至胸锁关节外下方及内下方。最后将丝线从第 1 针孔引出。反复拉紧丝线，打结时使线结留于皮下，采用腕颈带悬吊前臂。

（二）讨论

1. 目前治疗胸锁关节脱位的现状　胸锁关节脱位在骨科临床中并不少见，常为间接暴力所致，后脱位常因压迫气管及血管危及生命，而常见的前脱位主要表现为局部疼痛及明显畸形，据查体及 X 线检查一般诊断并不困难。国内外学者对胸锁关节脱位采用了多种治疗方法，但由于其特殊的解剖特点，目前尚没有一种能为大多数病人所接受、疗效满意的治疗方法。单纯外固定方法仅适用于胸锁关节半脱位，对胸锁关节全脱位无法起到良好的稳定作用。而局部交叉穿针内固定方法，常因局部固定作用弱而导致再脱位，并且由前偏向后侧的穿针角度固定作用并不理想，不仅操作过程中存在损伤血管等重要结构的风险，而且术后克氏针松动游走进入胸腔或纵隔内造成严重后果的案例并不少见。各种张力带、钢丝固定方法，早期稳定性好，但随着患肢的反复活动及呼吸运动的牵张作用，常出现钢丝切割较疏松胸骨的情况，导致钢丝松动或断裂而致固定失败。钢板固定使胸锁关节完全固定，常因应力集中于固定力最弱的胸骨端，使螺钉松脱而导致固定失败。由于各种切开复位内固定方法均难以达到满意的治疗效果，许多医生倾向于各种形式的锁骨内端切除、胸锁关节融合等治疗方法，但这些非生理性治疗方法仅能作为其他方法失败后的替代疗法，而不应成为常规的治疗方法。手术切开复位内固定具有创伤大、操作复杂、切口瘢痕严重影响局部美观等弊端，使许多病人宁愿接受局部的畸形功能障碍而不愿意接受手术切开复位内固定。因此，寻找一种创伤小、复位准确、固定效果好，术后不易复发的治疗方法，是目前医生与病人治疗胸锁关节脱位的共同目标。

2. 本法治疗胸锁关节脱位的特点　我们结合以往在经皮穿针治疗长管状骨时，克氏针沿髓腔滑行的操作经验及经皮缝合操作技术，设计出轴位穿针经皮缝合内固定治疗胸锁关节脱位的新方法。采用克氏针经过髓腔较宽、较直的锁骨内 1/3 段达锁骨内端，并通过关节腔进入胸骨内，克氏针的走行方向在额状面上与胸锁关节基本垂直，同时也与锁骨内端脱位的方向垂直，能更有效地阻挡锁骨内端再脱位，不仅克服了以往经锁骨内端前侧局部斜向内后方穿针操作危险、固定角度不理想的弊病，而且因克氏针沿锁骨内段纵轴走行距离较长，其轴线与锁骨内端基本一致，允许胸锁关节绕克氏针较轻微地旋转，较大程度上消除了对克氏针的应力作用，避免了因应力集中而导致克氏针断裂的问题。采用自行设计制作的缝合弯针对关节周围撕裂的韧带、关节囊等组织进行环形缝合，使脱位后卷曲的韧带、关节囊等组织能充分拉紧靠近，不仅早期起到了稳定关节的作用，而且有利于组织在维持正常解剖位置上接受正常的生理应力刺激健康修复，最终达到恢复关节稳定性的目的。该方法治疗胸锁关节脱位，具有创伤小、并发症及后遗症少、复位准确、关节功能恢复好、无手术瘢痕等优点，值得临床推广应用。

3. 操作要点及注意事项　复位与固定过程中应注意以下几个问题：①向后方按压锁骨内端时，如阻力较大，不要粗暴用力，以免锁骨内端压向后侧而形成后脱位，此阻力多因关节内纤维软骨或撕裂的组织嵌入阻挡所致，可用针刀轻轻挑拨解除后再复位，有时可能因锁骨内端重叠于胸骨前侧而复位困难，可令助手协助牵拉患肩以解除。②穿针时应小心操作，避免克氏针向锁骨两侧滑脱而刺入胸腔，进针方向应尽量沿锁骨内段轴线方向进入，进入髓腔后，应改用骨锤击打，并通过观察克氏针进入的速度及胸腔的共鸣音变化来判断克氏针是否顺利进入或从侧向突破，同样克氏针进入胸骨时也应注意观察。③经皮缝合操作过程中弯针进出针孔时，应尽量与皮肤垂直，使丝线沿同一针孔出入，以免连同皮肤固定而影响缝合效果。④针尖穿过撕裂组织时应紧贴骨面进行，过浅则不能充分缝合撕裂组织，过深则易伤及重要结构。

六、重建接骨板治疗复杂性肩胛骨体部骨折

肩胛骨位置较深且肌肉附着较多，肩胛骨骨折临床上并不多见，传统观点认为大多数肩胛骨骨折特别是体部骨折并不需要手术治疗。但随着现代社会的发展，各种高能量损伤的增加，肩胛骨体部骨折日益多见，随着对其临床特征、损伤机制认识的不断提高，越来越多的医生认为积极手术治疗严重移位的肩胛骨体部骨折，有利于肩关节功能的恢复。我们采用重建接骨板治疗复杂性肩胛骨体部骨折，疗效满意。

（一）操作常规

1.**手术方法**　全部病例行切开复位锁定重建接骨板固定，气管插管全身麻醉，45°俯卧位。切口采用改良肩胛骨后侧切口，自肩胛冈内侧沿肩胛冈向外至肩峰后角，弧形向下方沿肩胛骨外侧缘向下延伸，依次切开皮肤、皮下组织、深筋膜，暴露三角肌在肩胛冈的起点。自三角肌于肩胛冈的起点处横行切断三角肌，在肩胛冈上保留部分三角肌筋膜以利于术后缝合。将三角肌肌瓣向外下翻转，暴露位于其下方的冈下肌和小圆肌，辨明冈下肌和小圆肌之间的肌间隙。自肌间隙钝性分离，暴露肩胛骨的外侧缘及肩胛颈，清除局部血肿，复位肩胛骨外侧缘，复位成功后向内侧探查肩胛骨体部，确定体部平面完好后，以4～9孔锁定重建接骨板于肩胛骨外侧缘固定。复位时应注意肩胛骨的正常生理弧度，必要时将接骨板进行预弯，妥善固定后，各方位活动肩关节，确认肩关节活动正常，无弹响、阻隔感后，冲洗切口逐层缝合，切口内置引流条1根。处理完毕后，若合并锁骨骨折、肩锁关节脱位者，更换体位，重新消毒铺巾，处理合并损伤。

2.术后处理　术后上肢贴胸悬吊位固定，常规应用抗生素7~10天预防感染，术后1周行患肢钟摆样活动，3~4周后去除外固定行各方位主动功能锻炼，以外展及上举锻炼为主。典型案例见图6-1。

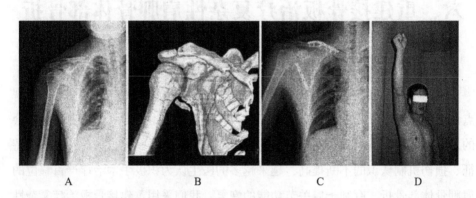

A　　　　　　　　B　　　　　　　　C　　　　　　　　D

A.术前X线片显示患者右锁骨中段骨折、右肩胛骨体部骨折，关节盂下缘有粉碎性骨块，多发肋骨骨折，肺气肿；B.CT三维重建示肩胛骨骨折断端；C.术后X线片可见肩胛骨、锁骨骨折断端复位好，有1枚锁定接骨板固定；D.术后8个月，患肢功能恢复好，Hardegger评分为优。

图6-1　因摔伤致右侧锁骨骨折、肩胛骨骨折，第4~7肋骨骨折，右侧肺气肿，
行切开复位锁定接骨板固定（病人，男，38岁）

（二）讨论

1.肩胛骨体部骨折的治疗　肩胛骨位置较深，表面附着有强大肌肉，发生骨折的概率较低，多为高能量损伤引起，其中交通伤占73.2%，高处坠落伤占17.1%。对复杂性肩胛骨体部骨折既往绝大多数医生采用保守治疗，目前这种情况正逐渐改变。研究表明，肩关节活动是由盂肱关节、肩锁关节、胸锁关节、肩胛骨与胸壁间、肩峰下关节样结构构成的复合运动，肩胛骨不仅直接与盂肱关节、肩锁关节构成关节，其与胸壁之间的相对运动也是肩部运动的重要组成部分，在肩关节的活动中起重要作用。肩胛骨体部骨折后肩胛骨表面的平滑性和完整性受到破坏，与胸壁间产生血肿机化，影响附着其上的肌肉及肩胛胸壁关节的运动；断端移位使附着肌肉的长度和张力减小，引起肩周肌肉无力；下部的骨块因小圆肌、大圆肌的牵拉而向外、向上移位，插入肩胛下肌中引起肩关节活动障碍及疼痛。手术治疗可清除局部血肿，复位骨折断端，减少

后期血肿机化及瘢痕形成，使肩胛骨表面平整，恢复肩胛骨周围肌肉的长度和张力，有利于恢复肩胸关节的活动，消除肩胛骨骨折对旋转肩袖功能的影响，为肩关节的早期功能锻炼提供解剖和动力基础，缩短了肩关节的制动及外固定时间，对防止肌肉的失用性萎缩、减少粘连和肩关节畸形疼痛等后遗症的发生有积极意义。

2. 肩胛骨体部骨折的手术入路　肩胛骨体部骨折多采用 Judet 入路及肩胛骨外侧缘入路。Judet 入路是肩胛骨体部骨折行内固定治疗的经典手术入路，切口自肩峰沿肩胛冈向内至肩胛骨内侧缘后沿肩胛骨内侧缘转向下至肩胛骨下角，此切口暴露清晰，但太偏向内侧，术中需切断三角肌、冈下肌，暴露、翻转冈下肌时容易损伤肩胛上动静脉、神经，腋神经，旋肩胛血管，手术显露创伤大，出血多。肩关节后外侧切口自肩峰后缘沿肩胛骨外侧缘走行，成直切口，依次切开至肌肉层，牵开三角肌，暴露其下的冈下肌和小圆肌，分离冈下肌与小圆肌间隙即可显露肩胛骨体部及颈部外侧。此切口虽损伤小，但术中显露欠清晰，三角肌位于冈下肌上方，术中不切断三角肌，难以清晰地显露冈下肌，而切断三角肌由于切口为沿肩胛骨外侧缘纵行直切口，而三角肌横行附着于肩胛冈上，此切口难以清晰暴露处理。此外，此切口自冈下肌及小圆肌肌间隙进行暴露，而此两肌常难以分辨，主要依据肌纤维走行区分，单纯后外侧入路切口较小，对此肌间隙难以分辨，分离错误易引起局部重要血管、神经损伤。我们对肩胛骨体部骨折的处理采用改良肩关节后侧入路，切口由肩后侧入路及肩胛骨外侧缘入路改良而来，创伤小，暴露清晰，手术操作直接，可根据不同骨折部位灵活应用，对于肩胛冈部、肩峰、体部、关节盂等部位的手术均可充分显露。术后将三角肌纤维原位缝合，不会影响肩关节肌力，是治疗肩胛骨骨折，特别是体部骨折简单有效的暴露途径。

3. 肩胛骨体部骨折的固定部位和方法　肩胛骨的外侧缘、肩胛冈、内侧缘、肩胛盂处骨量丰富，内、外侧缘相比，尤以外侧缘骨量最为丰富，是明显的"支撑柱"，也是放置内固定的理想部位。肩胛骨内、外侧缘均附着大量肌肉，但内侧缘附着的肌肉为静力性，主要维持肩胛骨的体位并便利其活动；外侧缘附着的肌肉多为动力性，骨折后由于肌肉的收缩及上肢重力的影响，外侧缘移位明显。内侧缘由于肌肉的静力维持作用移位较轻，因此外侧软组织损伤严重，而内侧损伤较轻。肩胛骨前、后面也有丰富的肌肉附着，形成"肌夹板"，可起到很好地限制骨折断端前后移位的作用。术中我们发现，将外侧缘拉伸、复位固定后，可通过软组织、肌肉的紧张、牵拉作用而达到内侧缘骨块复位、稳定的目的，其他部位骨折也基本可达到满意复位，使复杂骨折的处理简单化。锁定螺钉具有特殊的锁定结构，使其与钢板成为一体，保证了锁钉与钛板的成角稳定性，钢板的固定效果通过螺钉达到类似外固定架固定原理，因而术中无须剥离骨膜，保护了局部血供，有利于骨折愈合。由于无须对钢板进行精确塑形，大大减少了手术时间，符合微创内固定原则，故此方法是治疗复杂性肩胛骨体部骨折疗效确切的固定方法。

七、经皮内固定治疗陈旧性肩锁关节全脱位

肩锁关节全脱位是骨伤科常见病、多发病，由于伤后延迟治疗或治疗不当而造成的陈旧性肩锁关节全脱位在临床上并不少见。对于陈旧性肩锁关节全脱位的治疗，目前国内外广泛采用手术疗法，但手术疗法存在创伤大、并发症及后遗症多等缺点。我们采用经皮内固定治疗陈旧性肩锁关节全脱位，效果满意。

（一）操作常规

1. 术前准备　①自制小针刀：用直径 3 mm 的骨圆针加工而成，长度 6 cm，针刀部直径 2 mm，长 2.5 cm，两面留有刀刃（图 7-1A）。②自制缝合针：针柄长 3 cm，直径 1 cm，由不锈钢材料制成。针身由骨圆针加工成半月状，长 5 cm，直径 2.5 mm，可根据需要改变弯度。针尖较锐，呈三棱形，其尖端有一小圆孔（图 7-1B）。③其他器械：直径 2 mm 的克氏针 2 枚，长约 10 cm，骨钻、骨锤各 1 把，10 号尼龙缝合线 30 cm 及常规消毒用具。

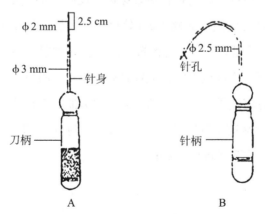

图 7-1　自制小针刀（A）和缝合针（B）外形图

2.手术方法　臂丛神经（肌间沟）阻滞麻醉，病人取坐位或仰卧位（患肩垫高30°），局部常规消毒，铺无菌巾，患肢屈肘前臂置于胸前。先摸清脱位的锁骨外端，然后在其与肩峰关节面间，将小针刀经皮刺入关节内，并保持与锁骨外端关节面倾斜度一致，按由浅及深、由内向外的顺序横行（矢状面）切割。当小针刀进入的深度达1.5 cm，且手下触及有韧感（喙肩韧带）、试压锁骨外端活动范围明显增大时，证明连接韧带及关节囊的瘢痕组织已完全切断，然后再用小针刀将肩峰及锁骨外端的骨膜外环形剥离1 cm，同时剥除关节内的瘢痕和纤维软骨盘（图7-2A）；试行关节复位顺利，将10号尼龙缝合线系于缝合针上。在锁骨后缘距锁骨外端1.5 cm处，经皮进针深度约2.5 cm。将缝合针的尖端转向前，并利用针尖触探喙肩韧带，当手下触之有同样韧感（喙肩韧带）时，即穿过其间并绕至锁骨前缘将缝线引出皮外（图7-2B）。然后空针退至进针眼皮下，再绕过锁骨上皮下达锁骨前缘，把留置皮外的缝线引到进针眼处皮外，暂不系紧和打结。将1枚直径2 mm的克氏针从肩峰外侧缘上0.5 cm、肩峰前后缘之中点经皮垂直刺入达骨膜下。缓缓摇动骨钻并逐渐调整进针角度，使钢针保持水平并与锁骨外段轴线方向一致进针。当钢针达肩峰关节面时，术者两手拇指按压锁骨外端向前下，其余四指抱腋下向外上提拉肩关节，同时令助手推顶肘部向外上，并行肩关节前屈后伸活动。当触摸肩锁关节前上恢复平整，且肩锁关节间隙正常时，再将钢针穿入锁骨外段，当出现较大阻力时再进入少许，此时钢针恰好穿透骨皮质（图7-2C）。为预防旋转，可在距第1枚钢针的前侧或后侧1 cm处再穿针1枚，其方向与第1枚钢针交叉10°，针尾折弯后埋入皮下，将留置皮外的缝线拉紧后在皮下打结，不剪断皮外多余缝线，再利用该线引针，从锁骨后缘第1针眼进入，以肩锁关节为中心由后外向前内方将锁骨上韧带、关节囊及斜方肌、三角肌腱性组织做环形缝合，使缝合针再次从第1针眼穿出，并系紧缝线打结于皮下（图7-2D），无菌纱布包扎，腕颈带悬吊前臂于胸前。

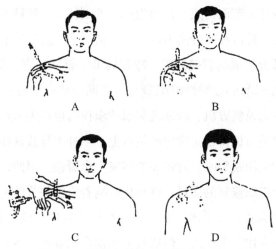

图 7-2　经皮穿针内固定操作方法示意图

3. 术中注意事项　①扩新时要充分彻底，扩新的范围仅限于关节缘周围，小针刀进入时不宜过深或过浅，以触及喙肩韧带为止。进针过浅既达不到扩新的目的，也不利于关节的复位及韧带等组织修复；过深进针则易损伤重要血管神经。②缝合针经皮缝合时，应小心准确进行，切忌粗暴盲目操作，以免造成不必要的损伤。弯针进入喙肩韧带的深度一般在 2.5 cm 左右，刺入韧带组织时手下有韧性感。③克氏针的直径以 2 mm 为宜，过细抗应力差，达不到牢固固定的效果，过粗无疑加重了软骨面的损伤。进针的深度以超过肩锁关节 4～5 cm，并恰好穿透骨皮质为宜，过浅固定不牢，钢针易外退，过深易损伤其他组织。④手法整复在纠正上下分离的同时应注意纠正前后移位。判断指征是肩锁关节上恢复平整，在上臂内收内旋贴于胸壁时，肩峰前缘与锁骨外端前缘骨嵴连续。

凡年龄在 55 岁以下，脱位时间在 6 个月内，身体状况良好，对矫正畸形、恢复功能有强烈愿望，X 线片显示肩锁关节面无退行性改变者，为本法的适应人群。

（二）讨论

肩锁关节是上肢与躯干唯一的骨性关节，由肩胛骨向外侧延伸成的肩峰与锁骨外端的斜坡样关节面构成。正因为这一解剖特点，使锁骨肩峰关节面极不稳定，始终具有一种潜在的分离因素。正常情况下，肩锁关节的稳定除了靠关节囊及其加厚部分形成的肩锁韧带、喙锁韧带（锥状韧带、斜方韧带）外，尚有三角肌和斜方肌的部分腱性组织参与，共同组成一个稳定的动力结构系统，以克服上肢重力及斜方肌、胸锁乳突肌的牵拉对肩锁关节产生的分离力和剪切应力，使肩锁关节保持在正常解剖位置上。当外力导致这些稳定关节的韧带、关节囊及腱性组织断裂时，肩锁关节即发生全脱位。因此，良好的复位及可靠的固定和断裂组织修复的质量，将直接影响着肩锁关节的稳定性及其功能的恢复。但到目前为止，非手术疗法一直没有解决复位与稳定关节这一难题，国内外学者仍广泛采用手术疗法。但这些方法都存在着严重不足，如锁骨外端切除术，虽在一定程度上解决了创伤性关节疼痛，且改善了外观畸形，但不能改善肩关节的功能；而且由于切除了锁骨外端，常导致锁骨的上翘及不稳，甚至残留后遗症。用螺丝钉将锁骨固定到喙突和锁骨喙突间的钢丝固定术，不仅限制了锁骨正常的活动度，影响肩关节的功能，而且手术操作复杂。肌肉动力移位术，是用喙肱肌和肱二头肌短头上移至锁骨使骨折复位和稳定肩锁关节，但 Katzneison 认为，此方法存在创伤大、螺丝钉易松动等缺点。

近 10 年来，较多学者采用切开复位内固定、韧带修复或移位术来重建和恢复肩锁关节的功能。认为肩锁关节在肩胛带功能和动力学上起着非常重要的作用，为上肢运动的支点和力的传导中介，参与了肩关节几乎所有的活动，如 Neviaser 主张直接修复或利用喙肩韧带移位来加强肩锁韧带，以弥补喙锁韧带的悬吊功能丧失。只是此方法仍存在创伤大、感染率高、遗留瘢痕影响美观等不足。

由于上述方法所存在的不足和缺点，故有些学者认为不如不加任何治疗，让其锻炼恢复，致使在肩锁关节全脱位的治疗上，对是否修复或重建喙锁韧带形成了两种不同的观点。试验证明，只要肩锁上韧带、关节囊和关节周围腱性加强组织保持完整，肩锁关节是不会发生脱位的。以往采用手法复位闭合穿针内固定治疗新鲜肩锁关节全脱位，也证明了不需手术修复或重建喙锁韧带，一旦关节复位并得到持久可靠的固定，这些损伤的组织可通过血肿机化而形成的瘢痕韧带化组织来达到关节的重新稳定。因此，我们认为对陈旧性肩锁关节脱位的治疗重点也应是确保肩锁上韧带、关节囊及关节周围腱性组织的良好修复。陈旧性肩锁关节脱位与新鲜肩锁关节脱位的不同之处在于未复位的关节局部的血肿已机化形成瘢痕组织，并充填于断裂的韧带和关节间隙内，不仅给手法复位增加了难度，而且也给损伤的组织再修复带来了困难。要想使肩锁关节复位并维持于良好的位置上，就必须完全切断连接肩锁韧带及关节囊间的瘢痕组织，同时剥除关节内影响复位的瘢痕及软骨盘，创造一个新鲜创面，即将陈旧性脱位变为新鲜脱位。但由于断裂的韧带、关节囊及关节周围的腱性组织是在脱位病理状态下修复的，所以较正常韧带组织的长度有所增加，导致对关节的约束力下降，甚至完全达不到控制关节稳定的平衡力。所以，在扩新复位的同时还应紧缩韧带、关节囊及腱性组织，这既能保证关节的顺利复位，又为韧带及其周围腱性组织的良好修复创造了有利条件。

采用经皮内固定治疗陈旧性肩锁关节全脱位的新方法，不仅能有效将关节间的瘢痕粘连组织扩新，有利于关节的复位，更重要的是改善了局部血液供应，促进了新鲜肉芽、血管组织的再生，为组织再愈合创造了必需条件。钢针内固定能可靠地对抗锁骨的剪翘力和上肢下垂分离的重力，保证了关节复位后的稳定，为扩新后的组织提供了良好稳定的修复环境。经皮环形缝合，使松弛的肩锁上韧带、关节囊及其周围腱性组织在保持一定的紧张度下紧密接触，避免了肩关节活动时对肩锁韧带所产生的分离力，从而保证了扩新后韧带等组织在生理应力刺激下健康修复，起到了充分地支持和约束关节的作用。利用10号尼龙缝线行锁骨上及喙肩韧带间的环绕固定，使缝线产生一种跨越关节而作用于关节面的应力，克服了胸锁乳突肌的向上牵拉力和肩胛骨及上肢向下的重力，使肩锁关节在拔出钢针后，瘢痕组织尚未达到最大抗牵拉力（瘢痕韧带化）之前，通过缝线的作用，仍可使肩锁关节得到稳定，达到了韧带修复与功能恢复并进的目的。

临床观察结果表明，该方法具有以下优点：①操作简便易行、安全可靠；②保证了肩锁关节的良好复位与稳定；③能早期活动肩关节，有效防止肩周炎的发生；④病人在治疗期间生活可自理并可从事一般工作；⑤创伤小，感染机会少；⑥局部平坦，不留瘢痕，满足了美学要求。

八、经皮导入内固定治疗肱骨近端骨折并肩关节前脱位的力学分析

肱骨近端骨折合并肩关节前脱位是一种复杂而严重的创伤，我们在深入研究该类型损伤的创伤机制、病理特点及传统正骨手法的基础上，创造性地将形似反"?"形手法及尾部加压调角空心螺纹钉应用于该类型损伤的治疗。采用先复位与固定骨折，再复位肩关节前脱位的方法，成功解决了以往闭合复位中的一系列问题。

由于肱骨近端、盂肱关节及其周围生理、病理解剖的特殊性，因此应用该方法进行复位与固定的过程中存在一些不确定因素，其中的关键问题是自行设计制作的尾部加压调角空心螺纹钉进入肱骨头内，对肱骨头的把持力能否满足进一步复位与固定的要求。为此，我们将这个问题分解成 2 个环节并分别进行力学测试。一是采用肱骨近端骨折标本，经尾部加压调角空心螺纹钉固定后，在力学试验机上测试螺钉拉脱时最小拉脱力（P_{min}）；二是选取创伤性肩关节前脱位病人，测试其在手法复位过程中所需要的最大牵引力（P_{max}）。

当手法将肱骨折端与肱骨头折面对合并用尾部加压调角空心螺纹钉固定后，可将"骨折－脱位"视为"单纯"脱位，再拉动肱骨干进行"单纯"脱位复位时，作用于肱骨干的拉力通过螺纹钉传至肱骨头，测试螺纹钉自肱骨头内拉脱的最小拉脱力及复位"单纯"肩关节前脱位所需的最大牵引力并进行比较分析，即可得到上述关键问题的结论。

（一）肱骨近端骨折标本用尾部加压调角空心螺纹钉固定后拉脱力测试

1. 标本采集与分组　选用 10 具新鲜成人尸体，取双侧肱骨头，经肉眼及 X 线检查，排除畸形、骨折和骨质破坏等病理改变，从肱骨头解剖颈处切断，

双层塑料袋密封，−30℃冷冻储存，试验前自然解冻。10 具尸体的肱骨头标本，年龄最小 25 岁，最大 66 岁，男 7 例，女 3 例。标本取出后不分左右，按年龄分成 A、B 两组：A 组年龄 25～45 岁，共 5 例；B 组年龄＞45 岁，共 5 例。将 A 组从 5 对肱骨头中不分左右各随机抽取 1 个肱骨头形成 A_1 组，余者为 A_2 组；同法将 B 组分成 B_1、B_2 组。4 组中每组均包含 5 个来源不同的肱骨头。

2. 器材　尾部加压调角空心螺纹钉、导针及专用工具；力学测试机（MIS 858Mini Bionix®，美国明尼苏达）；传感器（662.20D-03，JLBS-Ⅰ型，量程 40 kg，安徽蚌埠市金诺传感器技术研究所）。

3. 试件制备及测试方法　进针点选择肱骨头断面下 1/4 处，斜向上用直径 2.5 mm 的导针与断面约成 75° 角进入肱骨头（图 8-1），然后引导尾部加压调角空心螺钉以自攻丝的方式进入骨质中。对 A_1、B_1 组拧入 10 mm，对 A_2、B_2 组拧入 20 mm。最后用特制夹具夹持肱骨头，固定在生物力学试验机上进行螺钉轴向拔出试验。施加 20 N 的预拉力，然后以 3 mm/min 恒定速率加载，通过传感器，数据由连接的计算机记录，以载荷－变形曲线出现最高点为螺钉拔出破坏的标准。记录此时的拉力。如沿拉伸力与螺钉轴向成一定角度，则其拔出力大于此时的拉伸力，故此时的拔伸力最小（P_{min}）。为减小误差，每次测试均由同一人操作。

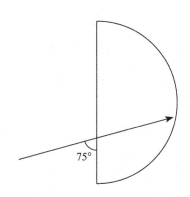

图 8-1　针点位于肱骨头断面下 1/4 处，斜向上与断面约呈 75° 角进入肱骨头

4.统计学处理　用 SPSS 软件对测量数据进行方差分析。

5.结果　记录各组螺纹钉拉脱时的最小拉脱力见表 8-1。经统计学处理，A_1 与 A_2 相比，$t_d = 21.181$，$P = 0.000$；B_1 与 B_2 相比，$t_d = 21.605$，$P = 0.000$，差异具有统计学意义。结果提示，肱骨头最小拉脱力与进入深度有关，进入越深，肱骨头最小拉脱力越大。为了分析年龄及进入深度不同时肱骨头最大拉脱力的变化，以年龄及进入深度为因素变量，肱骨头最小拉脱力为因变量进行方差分析。变量赋值：年龄 25 ~ 45 岁 = 1；> 45 岁 = 2。拧入肱骨头内 10 mm = 1；拧入 20 mm = 2。分析结果见表 9-2。2 个主效应的 F 检验结果的 P 值均小于 0.05，结果提示，年龄和处理方法对因变量肱骨头最小拉脱力差异具有显著性。对同年龄组，不同的进入深度肱骨头最大拉脱力明显不同；对相同的进入深度，不同的年龄组肱骨头最小拉脱力亦明显不同。总之，在临床上尾部加压调角空心螺纹钉拧进肱骨头内部深度为 20 mm，即手法复位时，作用在螺钉上的拉力小于 198 N 不会发生拉脱现象。

表 8-1　各组肱骨头最小拉脱力 P_{min}（N）

组别	n	各标本测值					$\bar{x} \pm s$
		1	2	3	4	5	
A_1	5	215	210	181	177	168	190.2 ± 20.97
B_1	5	154	168	142	134	128	145.2 ± 16.04
A_2	5	306	309	296	285	284	296.0 ± 11.06
B_2	5	243	246	216	204	198	221.4 ± 22.09

表 8-2　成人肱骨头最小拉脱力主效应方差分析结果

来源	三型平方和	df	均方	F	显著性
校正模型	59 285.200（a）	2	29 642.600	79.134	0.000
截距	909 084.800	1	909 084.800	2 426.891	0.000

续表

来源	三型平方和	df	均方	F	显著性
年龄	17 880.200	1	17 880.200	47.733	0.000
方法	41 405.000	1	41 405.000	110.535	0.000
误差	6 368.000	17	374.588		
总数	974 738.000	20			
校正总数	65 653.200	19			

模型决定系数 = 0.903（校正后的模型决定系数 = 0.892）

（二）肩关节前脱位牵引复位时牵引力测试

为了解肱骨近端骨折经螺纹钉固定后能否承受单纯肩关节前脱位牵引复位时所施加的最大牵引力，我们在临床上选择肩关节前脱位志愿者做了单纯肩关节前脱位牵引复位的模拟测试。

1. 志愿者选择与分组　选用成人新鲜的创伤性肩关节前脱位（不包括习惯性、陈旧性、开放性脱位）病人共 70 例。年龄最小 25 岁，年龄最大 72 岁。男 52 例，女 18 例。按年龄分为 A、B 两组：A 组年龄 25～45 岁，共 42 例；B 组年龄 >45 岁，共 28 例。

2. 复位及牵引力测试方法　所有志愿者均在肌间沟臂丛神经阻滞加腋窝内浸润麻醉下进行复位，采用经过改良的 Depalma 法。志愿者取仰卧位，患侧上臂外展 90°、前屈 20°，肘关节屈曲 90°。用布巾固定肘关节，布巾另一端连接力学测机（型号同前），用软垫维持志愿者的体位，沿上臂轴向施加牵引力，预拉力 20 N，然后以 3 mm/min 速率加载，每加载 20 N，观察复位情况，一旦复位则停止加载，并记录加载数值 P_{max}（N）。如拉力已超过 300 N 不能复位，则中止试验。

3. 结果　A、B 两组牵引力测试结果：A 组，80～100 N，4 例；101～120 N，3 例；121～40 N，9 例；141～160 N，8 例；161～180 N，9 例；181～200 N，8 例；201～220 N，1 例。牵引力最小为 80 N，最大为 206 N，

平均为 152.6 N。B 组，40 ~ 60 N，1 例；61 ~ 80 N，4 例；81 ~ 100 N，6 例；101 ~ 120 N，5 例；121 ~ 140 N，7 例；141 ~ 160 N，2 例；161 ~ 180 N，2 例；181 ~ 200 N，1 例。牵引力最小为 50 N，最大为 195 N，平均为 115.7 N。

（三）讨论

从两个实验结果可知，当进入深度为 20 cm 时，P_{min} 最小值：A 组 P_{minA} = 284 N，B 组 P_{minB} = 198 N；P_{max} 最大值：A 组 P_{maxA} = 206 N，B 组 P_{maxB} = 195 N。通过极值比较可知 $P_{min} > P_{max}$。在肩脱位复位过程中，与牵拉肱骨干的力呈相反的作用力，除肱骨头周围组织对肱骨头的阻力 P_1 以外还存在着肌肉等组织对肱骨折端的阻力 P_2，当肩脱位可顺利复位时 $P_{max} \geqslant P_1 + P_2$。已知 $P_2 > 0$，则 $P_{max} > P_1$，进一步可得出 $P_{min} > P_1$，即在经皮导入内固定治疗肱骨近端骨折合并肩关节前脱位的复位过程中，牵引复位的力量可通过尾部加压调角空心螺纹钉有效拉动肱骨头复位，而螺纹钉不会从肱骨头内拉出。

国内外学者很早就注意到了肱骨近端内的松质骨形态特殊，但对其松质骨的量化测定却很难找到确切的数据，以往只能参照动物松质骨及人体其他部位（如研究较多的髋部及腰椎体等）的试验数据，而近年来国外关于椎体内螺钉轴向拔出试验的研究与本研究有部分类似之处，但由于所用材料及固定方法的不同，其结果必然不相同，无法直接按其试验数据说明问题，事实也证明其存在着很大的差别。通过试验，我们得出的成人肱骨头内松质骨部分力学数据，具有一定的创新性。

经皮导入内固定治疗肱骨近端骨折合并肩关节前脱位过程中，肱骨头、尾部加压调角空心螺纹钉、肱骨折端等的受力是极其复杂的，很难做出准确的分析，一般的试验模型代表不了实际复位过程中复杂的受力情况，而根据复位与固定过程中的特点，将复杂的过程分解成重要环节：①肱骨折端与肱骨头顺利复位与固定；②脱位复位过程中尾部加压空心螺纹钉对肱骨头的把持力能否满足复位过程中的要求。对于第 1 个问题，通过形似反"？"形手法创新性的应用已得到很好的解决，而第 2 个问题成为影响复位最终结果的关键性因素，即在骨折复位与固定完成后，拉动肱骨干进行肱骨头脱位复位时，尾部加压调角空心螺纹钉是否能拉动肱骨头复位而不会中途从肱骨头内拉出。这里需要研究的几个力有：①尾部加压空心螺纹钉从肱骨头内拉出的最小力 P_{min}；②肩脱位复位过程中牵拉肱骨干的力 P_{max}；③与②相反方向的肱骨头周围组织对肱骨头的阻力 P_1；④肌肉等组织对肱骨折端的阻力 P_2。这 4 个力中只有前两个力可以通过试验分别量化测量，而后两个力是极难分别测出的。通过已知的数据分析得出 $P_{min} > P_{max} > P_1$，间接证明了尾部加压调角空心螺纹钉在肩脱位的复位过程中不会从肱骨头内拉出，解决了第 2 个问题，巧妙地避开了对诸多复杂因素的测量与分析。

另外，我们还对尾部加压空心螺纹钉固定肱骨头可能出现的扭转问题、骨折端的压力问题及螺纹钉弯曲问题进行了力学方面的理论分析，证明在复位过程中出现的扭转力、骨折端的压力都不会对复位与固定过程产生负面影响，而螺纹钉的强度远远超出其可能受到的应力，在对单纯肩关节麻醉下牵引复位时按上述经过改良的 Depalma 法复位过程中，300 ~ 500 N 的拉力是安全的，并且每增加 20 N 载荷观察 1 次复位情况，能避免过度牵引可能造成的损害。总之，通过对经皮导入内固定治疗肱骨近端骨折并肩关节前脱位的复位与固定过程的力学测试与理论分析，认为尾部加压调角空心螺纹钉可满足骨折 – 脱位复位与固定的要求。

九、经皮内固定治疗陈旧性肩锁关节全脱位生物力学分析

肩锁关节是上肢与躯干的唯一骨性关节，肱骨承载的应力大部分要通过肩胛骨与锁骨传到躯干骨。所以，肩锁关节不仅是一个很重要的力的传递关节，也是上肢活动力的一个支撑点。如果肩锁关节脱位得不到良好的复位，将限制锁骨和肩胛骨的运动，直接影响到上肢的功能。因此，保证肩锁关节的良好复位与固定就显得尤为重要。

经皮内固定治疗陈旧性肩锁关节全脱位的治疗方法，是依据肩锁关节的生物力学原理，吸取了闭合疗法和手术疗法的双重优点，具有损伤小、痛苦少、固定牢靠及可进行早期功能锻炼的特点，达到了韧带修复与功能恢复并进的目的。

（一）对处于不同位置的肩关节进行受力分析

伸肘肩外展90°（图9-1～图9-2）。经分析得知，上肢外展时锁骨是一个坚固的支撑点，肩锁关节的受力接近于体重的2倍，故在肩锁关节脱位不能获得良好复位时，肩关节将失去这个坚强的支撑，导致肩关节外展活动受限或不稳。

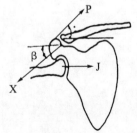

图 9-1　伸肘肩外展90°肩锁关节
受力示意图

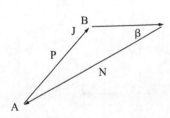

图 9-2　肩锁关节受力示意图

患侧前臂屈曲用三角巾悬吊于胸前时，由图 9-3 可以看出，肩锁关节受力较小。如体重（BW）= 600 N，N 为 12.6 N（1.28 kg）

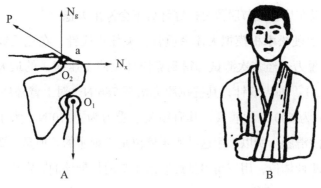

图 9-3　上肢悬吊肩锁关节受力示意图

患肢自由下垂呈中立位，致使肩锁关节受力一下子提高了 1.05 倍，这应引起医生的重视。

（二）肩锁关节双针交叉固定生物力学分析

对陈旧性肩锁关节脱位的治疗，需要有一与之相适应的固定方法。杨茂清教授采用在水平面内双针交叉、10 号尼龙缝合线环形缝合的固定方法来解决。

骨针受力分析：设肩峰 A 与锁骨远端 B 相距为 S，虽然关节面有一倾角，因克氏针是在水平面内，故可不计其倾角。设两针在关节中心相交 β 角。插入骨内骨针长度各为 ab、cd 及 a′b′、c′d′，依上节力的分析，A 与 B 各有压力 N_x、剪力 N_y 及扭矩 M_k（图 9-4），分别计算其受力情况。

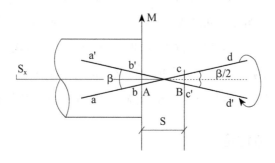

图 9-4　肩锁关节双针交叉固定生物力学分析示意图

（1）压力 N_x 作用时：分离 B 端，由于两针对中心轴线对称，认为压力 N_x 平均分布于骨针埋入段 cd 及 c′d′，将前臂吊于胸前，对骨针、针与骨间做了力学分析，结果在肩锁关节脱位复位穿针后不会发生失稳。

我们用两块硬松木板模拟人体密质骨，夹住克氏针，在克氏针凹陷于木块时，测其拉脱力。经多次测试，得到克氏针拉伸（压缩）的最大滑脱力为 393 N（40.1 kg）。如为双针，其抗拉脱力增至 786 N。对上臂外展 90° 而言，如体重（BW）为 600 N 的病人，其肩锁关节受力为 1 170 N（大于 786 N），会导致克氏针的滑脱。所以采用这种固定体位是不现实的。但是，要绝对防止病人出现瞬时此种体位，用三角巾把患肢吊于胸前是最佳的固定体位。此时在肩锁关节才产生 15 N 的拉力。此力远远小于 786 N 的滑脱力，因此不可能产生骨与克氏针之间的滑脱，固定是可靠的，何况两克氏针之间有一个交角，从而增大其抗滑脱力。即使在手术时，锁骨固定不牢固，也不会出现滑脱现象。这一点在临床实践上得到了证实，没有发生克氏针滑脱的情况。

（2）剪力 N_y 作用时：在上肢吊于胸前时，病人体重（BW）为 600 N，则在肩锁关节存在着 $N_y = 9$ N 的剪力，这虽然不利于固定，但力值不大。而克氏针抗剪切力又高达 847.8 N，因此克氏针交叉固定是绝对安全的。

（3）扭矩 M_k 作用时：据前文分析，在肩锁关节上还存在着一定的扭矩，我们进行了内固定双针交叉扭转实验。用硬质松木模拟人体密质骨。两根直径为 2 mm 的克氏针交叉固定于两块木块之间，在自制的扭转实验台上进行了两种情况的实验。第 1 种情况，双克氏针相互平行，即其交叉角 O = 0° 两克氏针中心距 S = 5 mm，木块间隙（两骨端间隙）取 50 mm；第 2 种情况，双克氏针中心距 S = 4 mm，间隙等于 40 mm，并采取顺时针及逆时针方向旋转。从实验结果来看，在扭矩 $M_k < 560$ Nm 时，两种情况基本在一条直线，此时，双针交叉角对抗扭刚度影响不大，但双针交叉时比不交叉时抗失稳能力大大提高，说明双针交叉固定抗扭刚度是相当高的，完全能达到固定要求。

（三）结论与讨论

在肩外展 90° 时，肩锁关节的应力已接近人体体重的 2 倍，由此可以看出肩锁关节承载的重要作用，说明肩锁关节是一个力的传递关节，是肩关节灵活运动的支撑点，锁骨是一个有力的骨性支柱。因此，当发生陈旧性肩锁关节脱位时，不仅会出现肩锁关节疼痛、异常活动等症状，而且极大影响了整个上肢的力量和运动的灵活性。所以，恢复肩锁关节的正常结构和功能，就显得尤为重要。

从前臂屈曲悬吊于胸前时肩锁关节受力分析可知，在上肢吊于胸前和不悬吊时肩锁关节应力是迥然不同的。不悬吊时肩锁关节应力要比悬吊时增大40%，不利于肩锁关节的固定与恢复。

对肩锁关节行交叉穿针的生物力学分析说明，交叉穿针可对肩锁关节提供强有力的内固定，完全能够承受固定期间肩锁关节的应力，不会发生克氏针滑脱的现象。在临床上也证明了这一点，并且直径 2 mm 的骨针在强度和刚度上均可达到满意的固定效果。

简化模型中出现了剪力，也就是不利的脱位力，并且随肩关节的活动而变化。消除剪力除了需要拮抗肌的作用外，还需要强有力且完整的肩锁韧带、关节囊及斜方肌、三角肌肌纤维等周围保护性组织，我们用 10 号尼龙缝合线对扩新后的组织进行环形缝合及锁骨、喙肩韧带间环绕固定，使缝合所产生的张力能较好地克服肩锁韧带分离力及锁骨向上的剪翘力，从而达到韧带等组织在保持一定紧张度下的健康修复，保证了肩锁关节的重新稳定。

十、经皮导入内固定治疗肱骨近端骨折并肩关节前脱位

肱骨近端骨折并肩关节前脱位是一种复杂而严重的创伤，闭合治疗极为困难，常因失去可操纵肱骨头的"杠杆"，使留滞于囊外的肱骨头不能从脱出的"通道"还纳复位。因此，目前国内外对该损伤的治疗大都采用切开复位内固定方法，但均存在创伤大、易感染、肩关节功能恢复差、手术瘢痕影响美观等缺点。杨茂清教授在以往闭合治疗新鲜肩关节脱位并肱骨大结节骨折经验的基础上，应用经皮导入内固定的方法治疗肱骨近端骨折并肩关节前脱位。

（一）操作常规

1. 适应证的选择　凡年龄在 20 岁以上，肱骨近端骺已闭合，身体状况良好，局部皮肤条件不影响操作，无严重血管神经损伤，脱位时间在 2 周以内，肱骨头无碎裂，肱骨折端外侧骨皮质劈裂不超过 3 ~ 4 cm，不影响螺纹钉的进入，X 线片显示肱骨近端二、三、四部分骨折并肩关节前脱位者，均为本法适应人群。

2. 器械准备　①尾部加压调角空心螺纹钉：由钛 6 铝 4 钒材料加工而成，外径 6 mm，内径 2.6 mm，长度 50 ~ 85 mm，分 5 个型号。前半部分螺纹长度均为 30 mm，其特点是容屑空间大，把持力强，尖端有自攻槽，拧入时切割有力；螺纹钉其余部分为普通公制螺纹，配有 45° 角垫圈，与骨皮质紧密接触，尾端有固定螺帽及宽度为 1.5 mm 的一字槽，与配套的专用操作工具相匹配（图 10-1）。②导针：长 250 mm，直径 2.5 mm，尖端扁平，针身有刻度。③直径 2.0 ~ 2.5 mm 的克氏针，骨钻及常规消毒用具。

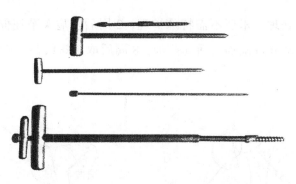

图 10-1 尾部加压调角空心螺纹钉及其配套工具

3. 手术方法　手术采用肌间沟臂丛神经阻滞加腋窝内浸润麻醉。病人取仰卧位，患肩垫高约 30°，局部皮肤常规消毒，铺无菌巾。用直径 2.5 mm 的导针自肱骨折端外下 3～4 mm、肱骨前后缘中点，并保持与骨干 45° 角进入肱骨折端断面（图 10-2A）。然后用形似反"？"手法复位，即将上臂外展 30°、内旋 45° 并向外后牵拉，在持续牵引下，以紧张的肱二头肌长头腱为中心，使上臂近端由外后向前内做弧形环绕的同时（图 10-2B），顺势沿脱位的肱骨头折面方向将上臂外展、后伸及外旋使其与肱骨头折面相对。然后术者以双手拇指从腋窝抵于肱骨头外下球形面，其余四指环绕肩峰处做反向力点，用力向外、上、后推顶肱骨头，使之与折端紧密对位后，方可使导针继续进入固定肱骨头，当出现较大阻力且导针进入深度与肱骨头的高度基本相一致时，再将尾部加压调角空心螺纹钉在导针引导下缓缓拧入达肱骨头软骨下（图 10-2C），安放垫圈并拧入螺帽加压，退出导针，此时骨折脱位变为"单纯"脱位。再行肩关节脱位手法复位，一助手固定躯干进行对抗，另一助手环抱肘部并使肘关节屈曲 90°、上臂外展 60°，做持续牵引。此时术者协助用力向外、向上推顶肱骨头，并逐渐外展肩关节达 90°～100°，外旋 30°。当迫使肱骨头离开肩胛盂的阻挡（图 10-2D），且手下感觉肱骨头已移至肩胛盂平面时，助手逐渐内收内旋上臂，此时即感（听）肱骨头的滑动入臼声，视方肩畸形消失，杜加斯征阴性，则证明复位成功（图 10-2E）。如伴有肱骨大结节骨折并仍有移位时，则可利用克氏针撬拨复位固定，钉尾留于皮下，无菌包扎。上臂环绕固定于胸壁，腕颈带悬吊前臂于胸前（图 10-2F）。

4.术后处理　术后不需特殊护理，2周后行肩关节屈伸活动，3周后行关节外展活动并逐渐加大活动范围，8周后取出螺纹钉，继续行肩关节功能锻炼。

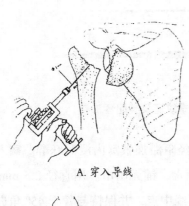
A. 穿入导线

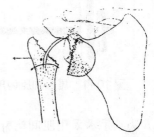
B. 手法复位骨折

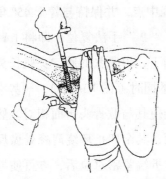
C. 顺导针方向拧入螺纹钉并拧入肱骨夹内

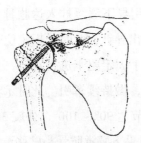
D. 安放垫圈并拧入螺帽加压固定骨折

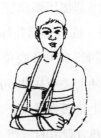
E. 复位肩关节脱位

F. 复位成功后上臂固定带及颈腕带外固定

图 10-2　复位过程示意图

（二）讨论

肩关节是全身活动范围最大的关节，肱骨头大且关节盂浅，关节囊及韧带结构薄弱松弛，这一解剖特点使肩关节既具有很大的灵活性，又具有潜在的脱位因素。当外力致肱骨近端骨折并肩关节前脱位时，若不能使骨折脱位复位与固定及关节囊、韧带等组织良好修复，将严重影响肩关节的功能。

目前针对该损伤的治疗，非手术方法一直没有解决复位与固定这一难题。近几年来，尽管李炎川等采用了手法复位治疗肱骨近端骨折并肩关节前脱位的方法，并提出"先复位脱位，再复位骨折"的治疗观点，但由于手法的效应力很难准确有效地作用于肱骨头，因此无法使肱骨头顺利地通过已闭锁的关节囊"通道"，难以还纳肩胛盂内。雍宜民等利用以肱骨折端撬顶肱骨头进行复位的方法，虽然重新开放了闭锁的关节囊"通道"，但由于缺乏可操纵肱骨头复位的肱骨"杠杆"，不能带动肱骨头循原脱位的"通道"还纳复位，并且反复撬顶极易造成臂丛神经及血管损伤。虽然偶尔可获得复位成功，但常因外固定不牢而影响肩关节的功能。

因此，国内外学者大都采用手术切开复位内固定方法，虽手术方法多种，但各有其不足。如切开复位克氏针内固定，虽在一定程度上减小了手术显露的范围，减轻了组织再损伤，但因骨折固定不牢而影响肩关节的早期活动，易造成肩关节的粘连。用 T 形钢板内固定虽可达到骨折良好复位与可靠固定，但术中广泛的剥离，对肱骨头残存的血液循环及关节囊、韧带及肩袖组织造成严重破坏，不仅影响骨折的正常愈合，而且易增加肱骨头缺血性坏死的发生率；张力带钢丝内固定，虽然减小了手术创伤，但由于张力带钢丝固定压应力不均衡，对骨折端不能牢固固定，难以获得满意的肩关节功能。各种手术方法均存在着手术操作复杂、创伤大、感染机会多、遗留瘢痕影响美观等弊端。

杨茂清教授在总结分析以往治疗肩关节脱位并肱骨大结节骨折过程中骨折脱位复位成功率高、肩关节功能恢复好的经验基础上，结合手术治疗与观察认为，肱骨近端骨折并肩关节前脱位复位困难的主要原因是肱骨头与肱骨干的连续性被破坏，在复位过程中不能充分发挥手法对肱骨头的有效操纵作用，要想使肱骨头顺利复位，就要重新建立完整的肱骨杠杆。

　　杨茂清教授在深入研究肱骨近端骨折并肩关节前脱位的创伤机制、病理特点及以往手法复位经皮穿针内固定治疗肩关节脱位并肱骨大结节骨折的成功经验基础上，创造性地提出肱骨近端骨折并肩关节前脱位"先复位固定骨折，再复位脱位"的治疗观点，研究的经皮导入内固定治疗肱骨近端骨折并肩关节前脱位的新方法，目前在国内外相关领域未见相同或类似报道。该方法先将骨折脱位变为真正意义上的"单纯"脱位，再复位"单纯"脱位，提高了骨折脱位的复位成功率，解决了以往先复位脱位再复位骨折方法所存在的复位成功率低的问题。经皮导入内固定实现了由开放到闭合的革新，利用尾部加压调角空心螺纹钉在导针引导下能准确进入并结合系列手法对骨折端行牢固固定，恢复骨折的连续性，有利于肩关节脱位的复位，解决了以往手术方法创伤大、并发症及后遗症多、皮肤瘢痕影响美观及非手术方法复位成功率低、固定不可靠等缺点，为骨折正常愈合及损伤组织的良好修复提供了可靠保证。将形似反"？"手法创新性地应用于肱骨近端骨折并肩关节前脱位的治疗，解决了复位骨折时因肱二头肌长头腱对肱骨折端的缠绕与嵌入阻挡而影响折端的对位问题，为恢复肱骨的连续性创造了必要条件。复位与固定过程不损伤肩关节周围组织，复位后的肩关节囊、韧带破裂口可自然对合，有利于良好修复愈合。组织学实验也证明，只要为损伤的关节囊、韧带及肩袖组织提供良好稳定的修复环境，就可以通过血肿机化并在生理应力下达到良好修复愈合，最终恢复其组织的生物力学性能，其肩关节的稳定性足以达到静力与动力间的持续平衡。

　　通过该方法治疗肱骨近端骨折并肩关节前脱位，解决了以往手术创伤大、并发症及后遗症多、肩关节功能恢复差及非手术方法多年来一直未能解决的骨折脱位复位与固定难题，复位成功率高，骨折复位与固定可靠，术后不需要复杂的外固定，可早期活动肩关节，有效防止关节粘连，达到了骨折愈合、关节稳定与功能恢复并进的目的。该方法是目前治疗肱骨近端骨折并肩关节前脱位的创新性方法，为肱骨近端骨折并肩关节前脱位开辟了一条新的治疗途径，具有广阔的推广应用前景。

　　手术中应注意以下问题。①应用形似反"？"手法避开或解脱肱二头肌长头腱的缠绕或嵌入阻挡时，手法应轻巧准确，切不可盲目粗暴操作，以免造成不必要的损伤。施行手术的范围要以紧张的肱二头肌长头腱为中心进行，手法环绕的范围过大，易损伤周围组织，过小则达不到避开其缠绕或嵌入阻挡的目的。手法复位成功的标志是手下无韧性阻力感，且肱骨折端能顺利通过肱骨头原脱位"通道"与肱骨头折面相对。②手法整复在纠正肱骨折端与肱骨头折面上下对位的同时，应注意纠正前后移位，判断指征是手下推顶肱骨头有明显接触稳定感，导针进入的深度与肱骨头的高度基本一致并有明显阻力感，则证明复位良好。③尾部加压调角空心螺纹钉的粗细以直径 6 mm 为宜，过细把持力不足，抗应力差，达不到牢固固定的效果，过粗无疑加重了组织损伤。尾部加压调角空心螺纹钉进入的经路与深度应恰好以通过肱骨折端内侧骨皮质上缘达肱骨头中、下部的软骨下为宜。过浅固定不牢，过深则易损伤关节面及周围组织。

十一、经皮逆行穿针内固定治疗不稳定型锁骨骨折

我们采用经皮逆行穿针内固定治疗不稳定型锁骨骨折，效果显著。

（一）操作常规

1.手术方法　采用肌间沟臂丛神经阻滞麻醉或局部浸润麻醉。病人取坐位或仰卧位，常规消毒皮肤，铺无菌巾。患侧前臂置于胸前，用一把自制锁骨复位钳经皮夹持并回旋提起远折端，将其最大限度翘起于前侧皮下，摸清远折端后用一枚直径 2 mm 或 2.5 mm 的克氏针插入远端髓腔内，然后缓缓摇动骨钻或锤击钢针，使钢针向后保持一定弧度以保证钢针沿肩锁关节后内方（出针点距肩锁关节 3 cm 以内为宜）。从肩胛骨上缘穿出皮肤，至钢针末端与断面平齐，此时回旋远端向后上，令一助手一膝抵于病人两肩胛间，两手水平方向向后缓搬拉两肩，矫正重叠移位的同时矫正折端旋转（一般近端向后旋转，远端向前旋转）。触摸骨嵴连续后，方可顺行将钢针钻入或打入近端髓腔。如进针阻力大，系针尖顶在近端皮质上，若进针无阻力，系钢针没进入近端髓腔，术者以手的触感确定钢针的位置，然后调整进针角度。横断及短斜型骨折一般 1~2 次可完成。粉碎性骨折块往往竖直于两断端间，多有骨膜附着，可通过内收患肩，减低肌肉张力，回提远折端向后上按压近折端向前下的方法，一般可使骨折块复位。切不可用力按压碎骨块，以免损伤锁骨下动静脉及臂丛神经。针尾折弯留于皮下。无菌纱布包扎，三角巾悬吊。

2.术中注意事项　①依据 X 线片显示髓腔粗细而选择直径 2~2.5 mm 克氏钢针为宜，过粗进针困难，过细则抗应力差，易成角。②钢针刺入皮肤时，

应严格控制其深度，防止发生意外。选择髓腔时，采用钢针在骨端滑顶法，如果针尖触及髓腔的周壁均有阻力感，方可进针。进针的深度以超过骨折线 3 ~ 4 cm 为宜，过浅固定不牢，过深则易穿破其他组织。③在操作过程中应防止复位钳夹持过深，误伤重要组织，因此应夹其上下径之 1/2 ~ 1/3 为宜。

3. 临床愈合时间 愈合标准为局部无压痛，肩关节活动时无明显不适，X 线片示有中性骨痂生长，拔针 2 周后肩关节功能基本恢复。

4. 治疗结果 依照 X 线表现、功能恢复及外形情况把治疗结果分为 4 级。优：X 线片示解剖复位，功能正常，局部平坦无不适。良好：X 线片示近乎解剖对位，功能正常，局部平坦无不适。尚好：X 线片示轻度移位及成角，局部轻微隆起，劳累后偶有酸痛。差：X 线片示严重重叠旋转移位，局部常有酸痛，功能受限。

（二）讨论

经皮逆行穿针内固定方法，在国内文献中尚未见报道。本法早期明显优于手术疗法，是符合人们所提出的能用较小的内固定物固定而尽量不切开的治疗原则。正如 Clayroy Murreny 所说："能用一种道德的方法将骨折复位固定而不影响肢体的功能活动，让病人在骨折愈合过程中能像正常人一样，才是一种理想的骨折治疗方法。"本法集中体现了动静结合、筋骨并重、内外兼治的治疗原则，能可靠地对抗各个方向再移位的力量，减少了折端剪力，从而保证了骨折在正常位愈合。优点：①操作简便易行，安全可靠；②保证骨折能解剖对位或近乎解剖对位，不但能早期活动肩关节，有效防止肩周炎的发生，而且加快了骨折愈合速度，恢复了锁骨的生物力学功能；③局部平坦不留瘢痕，因而满足了美观要求；④避免了外固定带来的不适及皮肤损伤，减少了治疗中不必要的环节。

骨折治疗的最终目的是恢复其功能及正常形态，与早期复位和固定的好坏有密切关系。因此锁骨骨折必须整复，要力求良好对位并保持这种位置，用本法均可达到。用本法治疗不稳定型锁骨折试验，其中属差级的 4 例中，1 例术中误将钢针滑出远端髓腔而致穿针失败；1 例在外地治疗后第 18 天来院，远折端不能提起而无法穿针；另外2例进针过浅，2周后复查钢针退至折端而致完全移位。此系经验不足所致，均改用胶布加"8"字绷带固定5周。2个月后骨折畸形愈合，肩关节有不同程度的外展受限及酸痛感。5例原属优级的20天后复查示：钢针外退接近骨折线，导致折端向上轻度移位成角而降为尚好级。此均系活动量过大所致。

　　严格掌握适应证，对伤后超过2周以上者，因骨折端周围骨痂形成，远折端不易提起，因此锁骨骨折的整复固定，只要局部皮肤完好，年龄在15～60岁，无严重合并症的应尽量早期处理。固定中虽然钢针在髓腔内有一定弧度一般不易外退，但若早期活动量过大，不但会增加折端剪力，影响骨折愈合，亦可导致钢针外退。

十二、手术治疗漂浮锁骨

漂浮锁骨，指同侧肩锁关节、胸锁关节同时发生脱位，临床较为少见，治疗上仍存在较大争议。我们采用手术治疗漂浮锁骨，疗效满意。

（一）临床资料

病人因车祸致伤左肩部入院，无呼吸及吞咽困难。查体：左肩部肿胀，呈"阶梯状"畸形，压痛，触诊锁骨肩峰端有浮动感；左胸锁关节处肿胀、压痛，触诊锁骨胸骨端向前隆起，有浮动感。站立位 X 线片示：左肩锁关节分离，锁骨肩峰端向上移位；双侧胸锁关节间隙不对称。CT 示：左胸锁关节前上脱位。诊断：左漂浮锁骨。治疗：锁骨钩钢板固定术。颈丛麻醉下手术，常规显露肩锁关节，直视下清理关节间隙，复位肩锁关节并以 1 枚锁骨钩钢板固定，修复关节囊、肩锁韧带及喙锁韧带，透视复位满意后关闭切口。取 1 枚直径 2.5 mm 的克氏针自锁骨中部经皮穿入近段髓腔，手法复位左胸锁关节，快速锤击克氏针使之通过胸锁关节进入胸骨柄，透视满意后剪短针尾、折弯埋于皮下（图 12-1）。

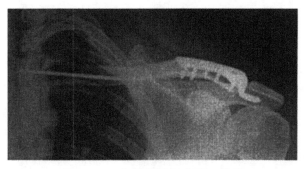

图 12-1　左漂浮锁骨术后 X 线片

术后三角巾悬吊患肢，1 周后行肩关节被动功能锻炼，3 周后开始进行主动功能锻炼。术后 8 周取出克氏针。术后 6 个月后取出锁骨钩钢板，随访 1 年，肩关节活动范围正常，仅劳累后感肩部隐痛不适，X 线片示肩锁、胸锁关节间隙正常。

（二）讨论

文献报道漂浮锁骨的创伤机制有多种，本例与 Scapinelli 报道的 1 例相似，即暴力向后作用于肩部，肩锁韧带、关节囊及喙锁韧带首先撕裂，锁骨肩峰端向后上方脱位；暴力继续作用，以第 1 肋骨为支点使锁骨胸骨端旋转、抬高，导致锁骨胸骨端向前上脱位。

目前对漂浮锁骨尚无明确的治疗方案，各种治疗方案均存在较大争议。早期多主张保守治疗，Sanders 等研究 1 组 6 例漂浮锁骨病人，除 2 例因肩关节活动较少而效果满意外，其余 4 例均遗留有较严重的肩锁关节疼痛，需经肩锁关节重建缓解疼痛，目前多主张外科手术治疗。我们采用锁骨钩钢板复位固定肩锁关节，并修复关节囊、肩锁韧带及喙锁韧带，钢板取出后无畸形复发，仅于劳累后出现隐痛不适。对胸锁关节进行闭合复位经皮克氏针轴向固定取出内固定后畸形无复发，效果满意。因此，我们认为对两端同时进行内固定是治疗漂浮锁骨的较好方法之一。

十三、手法复位闭合穿针内固定治疗外伤性肩锁关节完全脱位

我们采用手法复位闭合穿针内固定治疗外伤性肩锁关节完全脱位，疗效显著。

（一）手术方法

采用高位臂丛阻滞麻醉或局部浸润麻醉，病人取坐位（或仰卧位），局部皮肤消毒，铺无菌洞巾，患侧屈肘位前臂置于胸前，一助手立于健侧，两手分别放在患肩前后，一手掌部推肩胛骨下角向外，另一手的拇指按压锁骨外段向下，其余四指托肱骨头内上，即可达到复位的目的；亦可另两助手分别压锁骨外段向下，托顶肘部向上使肩胛骨上提出旋复位，复位满意后用 2 ~ 2.5 mm 的克氏针从肩锁关节外下方 3 ~ 4 cm 处沿肩峰中轴以骨钻钻入。进针时有阻力感为适中，否则说明针穿出骨外，深度以 4 ~ 5 cm 为宜，将针尾折曲后埋入皮下，无菌包扎。

屈肘 90° 三角巾悬吊固定 3 ~ 4 周解除。

（二）讨论

外伤性肩锁关节脱位临床较为多见，为了治疗方便，我们根据 Tossy 分类法，将外伤性肩锁关节脱位分为 3 型：Ⅰ 型为肩锁韧带及关节囊的部分撕裂，X 线片显示关节间隙正常或稍宽；Ⅱ 型为肩锁韧带及关节囊破裂，X 线片显示肩锁关节半脱位；Ⅲ 型为肩锁和喙锁韧带均断裂，X 线片显示关节完全脱位。目前针对 Ⅰ 型和 Ⅱ 型损伤的处理，以保守治疗为主是无可非议的，而对 Ⅲ 型损伤的治疗意见尚不统一。我们根据临床经验认为，肩锁关节 Ⅲ 型脱位，复

位不难，关键是能否控制其肩胛骨与锁骨的结构在变换体位时保持牢固不动。由于上肢的重力作用及胸锁乳突肌相反方向的牵拉，造成锁骨外端与肩峰严重分离，以往采用胶布加"8"字绷带或其他形式的外固定，很难维持其对位，病人也难以耐受长时间的强迫姿势，往往自行解除或外固定松脱，造成治疗失败。

通过对 82 例外伤性肩锁关节完全脱位的病人进行闭合穿针内固定治疗的试验，我们认为该法有以下几方面优点：①穿针内固定牢固可靠，局部不需要任何外固定，只将前臂悬吊胸前，即日可动肩关节，活动幅度可根据适应情况自行控制。而用胶布加"8"字绷带或其他形式的外固定，严禁活动肩关节，以保持其对位，致使肩部因长时向固定引起肩部肌肉萎缩，活动无力，对老年病人尤可诱发"冻结肩"，应用穿针内固定避免了上述不足。②操作简便利于普及，无须特殊器械及设备，只需 1 枚克氏针、1 把骨钻或骨锤、1 块无菌洞巾即可进行手术。操作时间短，病人痛苦小，可防止发生压迫性溃疡。易于在基层医院推广使用。③安全可靠，禁忌证少，无须切口，创伤小，感染机会少。试验只有 1 例由于病人活动量过大使钢针向外滑锐，针尾撑起皮肤致轻度红肿，钢针取出后炎症很快消失。④治愈率高，疗效满意。本组 82 例经本法治疗后功能恢复均为满意，有效率达 100%。利用"8"字绷带局部外固定治疗的 92 例，其中 65 例功能恢复满意，有效率为 67%。二者差异显著。

尽管闭合穿针治疗方法具有上述优点，但根据我们的临床体会，有以下几个问题值得注意：①手法必须达到完全复位，如复位欠佳，往往进针困难。若勉强进针会偏离方向，固定不牢，愈合后 X 线片显示仍存在肩锁关节间隙变宽现象，虽然对功能影响不大，但局部留有畸形。②穿针部位要准确，钢针达骨皮质后应呈垂直状态，待钢针进入骨皮质后缓缓摆动钢针方向与锁骨外端弧度一致进针。进针时应有阻力感，深度 4 ~ 5 cm 为宜，过浅固定不牢，过深则易穿出锁骨，造成周围组织损伤，特别是损伤锁骨下血管神经。③本方法治疗时间以伤后 2 周内为宜，超过 2 周者，由于局部出血机化及软组织开始粘连，故达不到手法完全复位的目的。④钢针粗细以 2 ~ 2.5 mm 为宜，过细抗应力差，对抗不了胸锁乳突肌的牵拉力，而造成钢针弯曲、关节移位，过粗则进针困难，易造成骨质劈裂，导致固定失败。⑤钢针取出时间以 4～6 周为宜，因Ⅲ型肩锁关节脱位，关节囊、韧带、三角肌及斜方肌纤维等均被撕裂，需要一定时间的修复，如拔针过早会造成再次脱位或半脱位。⑥穿针 1 周内可轻度活动肩关节，1 周后只做肩关节前屈后伸活动，且不应超过 30°；2 周后伸屈活动范围可逐渐加大，同时可做轻度外展、内收活动；3 周后解除悬吊，肩关节可做各方向的随意活动。但应注意肩关节外展、内收时动作要缓慢，不可粗暴，以防钢针向外滑脱。

十四、经皮撬拨复位钢针内固定治疗半肱骨小头骨折

半肱骨小头骨折又称肱骨小头前半冠状骨折，是临床较少见的肘关节内骨折。我们采用经皮撬拨复位钢针内固定的方法治疗收到良好效果。

（一）手术方法

以右侧为例，病人取坐位或仰卧位，臂丛麻醉下进行整复。术者先用双手拇指轻揉患肘桡侧，祛散局部血肿，扪清移位的骨折块。然后将 1 枚 2.5 mm 的克氏针自肱骨远端外侧嵴的前内侧约 2 cm 处，经皮向后下方刺入，置肘关节于屈曲 90° 位，X 线机透视下将针尖抵于骨折块的前上面非关节面处，向下推顶的同时，令一助手持肱骨上端，另一助手牵拉前臂远端，将肘关节被动置于屈曲内翻位，使外侧肱桡关节间隙增宽，使前侧关节囊及软组织松弛，以利骨折块的回纳，若感到复位不顺利，应考虑骨折断端的粗糙面所障碍，不能盲目用力撬拨，应调整推顶的位置及方向，将针尖移于骨折块的断面处，再向下推顶。重叠移位矫正后，将肘关节伸直，术者用两手拇指经肘前向后推挤，以矫正前后移位，然后再将肘关节屈曲至 90° 位，另取 1 枚 1.5 mm 的克氏针经尺骨鹰嘴外侧缘，沿桡骨纵轴方向贯穿肱桡关节固定。针尾折弯留于皮外，用无菌纱布敷盖，术后用铁丝托夹板固定。

3 周后取钢针，去外固定，进行肘关节的主动功能锻炼，同时辅以中草药熏洗。

（二）讨论

半肱骨小头骨折属于 Kocher 骨折 I 型。其骨折线呈冠状位，骨折块为肱

骨小头的前半部连同部分滑车。其大小及移位方向取决于受伤时肘关节的屈伸位置及暴力的大小。肘关节屈曲位受伤时，由于惯性作用，上身向前外侧压，故肘关节外侧为压应力，内侧为张应力。躯体重力下传止于肱骨小头，而地面的反作用力上传止于桡骨小头，使桡骨小头与肱骨小头前侧的关节面撞击，造成肱骨小头的前半部分骨折，故骨折块多向前上方移位，可伴有旋转移位或损伤血管、神经。伸直位受伤时，暴力沿桡骨小头上传，直接撞击肱骨小头，使肱骨小头受到剪力而致骨折，故骨折块较小，X线正位片常显示不清，侧位片则可清楚显示。

半肱骨小头骨折系关节内骨折，故要求解剖复位及可靠的固定。切开复位内固定虽然可使骨折块解剖复位，但因手术破坏了局部的血供，易造成手术后骨块缺血坏死及软组织粘连。对较大的骨块应尽量给予良好的复位，不可轻易切除，否则将影响肘关节的修复及功能。经皮撬拨复位钢针内固定治疗半肱骨小头骨折，具有以下优点：①早期解除内、外固定，进行关节的功能锻炼，防止关节囊及软组织挛缩。关节的早期活动，能使关节面得到良好的"模造"，而不致留下创伤性关节炎。经临床观察关节功能恢复早，效果好，无并发症及后遗症。②对关节周围软组织损伤小，局部血运破坏轻，不易发生术后粘连及骨块缺血坏死等并发症。③针尾留于皮外，避免了再次手术取内固定的痛苦。④病人住院时间短，痛苦小，减轻了病人的经济和精神负担。

杨茂清教授体会到临床应用该方法时应注意以下几点：①熟悉肘部血管、神经及骨骼的解剖知识。②要有熟练扎实的基本功，不宜反复多次复位，以免造成血管、神经的损伤，或加重骨折的损伤程度。③注意进针点及进针方向，使针尖不直接撬拨肱骨小头的前下关节面，以防造成关节软骨面的损伤，引起创伤性关节炎。④手法复位动作要轻柔，切忌粗暴，以免造成骨折块破裂。手法复位困难的，多为软组织嵌入骨折端，不宜勉强多次复位，可用钢针拨出嵌入的软组织，骨块即可复位。⑤钢针深度不易过浅，一般进入桡骨的1/4，以免脱出。

十五、经皮撬拨复位松质骨螺丝钉内固定治疗内踝骨折

踝部骨折是临床最常见的关节内骨折，约占全身骨折的 3.92%，因其大多数合并内踝骨折，所以治疗较为困难。我们采用经皮撬拨复位松质骨螺丝钉内固定的方法治疗内踝骨折，疗效显著。

（一）操作常规

1.手术方法　以左侧内踝骨折为例，病人取左侧卧位，股神经加坐骨神经麻醉下进行整复固定。常规消毒、铺巾后，术者用右手拇指挤压内踝骨折线周围软组织以祛散血肿，扪清移位的内踝骨折块。左手握住足跟，右手握住足背轻度牵引。然后背伸、内翻患侧踝关节，用右手拇指向外上方挤压远骨折块，并轻轻调节内翻角度，直至拇指感觉骨折线处平整、连续，间隙基本消失，此时骨折便已复位（如果骨折线由前上向后下斜行，则拇指应向后、外、上方推，以保持与骨折线垂直）。如果复位后骨折块不稳定，可用直径 2.5 mm 的克氏针在骨折间隙后面穿过皮肤，向前插入骨折间隙，至前面皮下，使钢针沿近侧骨断面向内移动，直到皮下，拨出嵌夹的骨膜及其他软组织，同时再次用手指抵住内踝顶点，将骨折块向上方推挤复位。由术者维持骨折的复位状态，助手选用直径 2.0 mm 或 2.5 mm 的克氏针自内踝尖偏后方向外上方钻入起固定作用。然后选用 1 枚直径 3.0 mm 的骨圆针在内踝尖稍上方钻入密质骨后拔除此针，再选用 1 枚合适的松质骨螺丝钉沿此方向拧入行固定。复位、固定满意后，拔除固定克氏针，无菌敷料包扎。

2.术后处理　对于单纯内踝骨折可免用外固定，术后 24 小时可在指导下

行功能锻炼，2周后可下地行走。对于合并踝部其他骨折的应采用石膏固定，具体制动时间及锻炼方法应视其骨折类型及程度而定。一般内踝螺丝钉可在术后3个月取出。

（二）讨论

1. 本法的意义　骨折不愈合为踝关节骨折脱位最常见的并发症之一，其中以内踝骨折不愈合率最高，达3.9%～15%。而骨折断端间软组织嵌入、复位不良、骨折断端分离、外固定时间过短及不正确的内固定等是导致内踝骨折不愈合的主要原因。在传统的手法复位、小夹板外固定治疗（或石膏外固定）中，很容易产生骨块分离、软组织嵌入等复位不良现象，而且固定不可靠，导致骨折不愈合率较高。因此很多人主张采用切开复位内固定治疗内踝骨折，认为可以使骨折精确复位，而且内固定可靠。然而，由于手术要求条件高、创伤大、术后感染率较高，故其疗效也并非很理想。瑞士Mats Bauer等于1967年研究了大量文献后指出其手术近期效果好，但远期随访发现其骨性关节病发病率反而高于闭合治疗，他将原因归结于手术创伤。为了取得良好疗效并避免大的手术创伤，有人主张采用手法复位经皮克氏针（或钢丝）内固定治疗内踝骨折。由于内固定可靠性差，没有很好地解决骨块分离现象，因而内、外踝骨折不愈合率没有明显降低。并且由于其术后仍需较长时间的外固定，妨碍了关节功能的恢复。我们在长期临床工作中发现，应用经皮撬拨复位松质骨螺丝钉内固定治疗内踝骨折是一种集闭合与切开治疗优点于一体的新疗法，基本上可以解决上述问题。

2. 本法的特点

（1）复位良好：由于内踝在皮下，无较厚的软组织覆盖，故在整复时手感好，易于摸清骨折情况，指导复位；再加上经皮撬拨技术的应用，解决了软组织嵌入问题，所以可以使大多数内踝骨折达到解剖复位。

（2）固定可靠：经皮行松质骨螺丝钉内固定的器械及操作方法与切开复位松质骨螺钉内固定基本一致，其内固定效果可靠。由于松质骨螺丝钉可以产生骨折端间的加压作用，使断端贴合更为紧密，解决了骨块分离问题，故有利于微血管的重建和骨细胞的贯穿修复。因此明显降低了内踝骨折的不愈合率。

（3）功能恢复好：本法为非切开疗法，保持了软组织解剖结构的完整性及稳定性，因此其创伤较切开疗法小得多，可有效降低远期并发症的发生。另外，对于单纯内踝骨折，可以免用外固定，早期行患肢功能锻炼，符合"筋骨并重、动静结合"的治疗原则，可以有效预防各种骨折病的发生。对于合并有踝部其他骨折的病例，也可视具体情况不同程度地提前其功能锻炼的时间，改善踝关节功能锻炼效果。

（4）费用低：本法降低了病人的经济和思想负担；易被病人接受。

3. 本法的操作要点　术前应详细询问病史并仔细阅读 X 线片，以确定病人具体损伤机制，指导操作。踝关节骨折脱位较为复杂，主要以 Lauge-Hansen 分型为主。在其中的旋后－内收型中，由于一般不存在软组织嵌入问题，故无须撬拨。但由于此类型中内踝骨折块上移稍大，所以应在踝中立位充分牵引后，再行复位固定。另外，由于此骨折易于造成踝穴内上角的骨压缩损伤，因而在整复过程中手法要轻柔，以免造成损伤区软骨等脱落形成关节游离体。日常我们见到的多为 Lauge-Hansen 分型中的其他类型，在这些类型骨折中，虽然由于其创伤机制不同导致骨折线方向及骨折块大小不同，但都存在骨块较小、易于造成软组织嵌入、不愈合率高的问题，其整复固定方法基本一致。对于骨折线由前上向后下斜行者，螺丝钉应自内踝尖偏前上部向后、上、外方向进入，以使螺丝钉尽可能与骨折线垂直；对于骨折线为水平方向者，则可自内踝尖稍偏内上部位向外上方进入。螺丝钉在冠状面上与下肢纵轴成角不能过大，否则容易穿过踝穴内上角，进入关节腔。其具体倾斜角度应根据骨块大小及骨折线高低在 X 线上仔细测量而定。松质骨螺丝钉的螺丝部分应全部位于骨折线以内，否则就起不到断端加压作用。对于合并下胫腓分离者，应先整复固定下胫腓联合。因为在整复下胫腓分离时，需要内翻、背伸踝关节，此时可以使内踝得到不同程度的复位，所以在整复下胫腓分离时无须考虑内踝骨折复位后再移位问题。对于合并后踝骨折者，由于一般同时合并下胫腓联合的损伤，所以应先整复固定后踝，再依次处理下胫腓损伤。如果先处理下胫腓联合损伤，后踝骨折块则会受到周围骨质的夹持，造成复位困难。

4.本法的注意事项

（1）对于骨折块较小（最大径＜0.5 cm）的撕脱骨块，由于骨块小、手感差，很难摸清骨块的准确位置，因而复位困难，并且无法行松质骨螺丝钉内固定，所以此类骨折不是本法适应证。

（2）对于踝部骨骺未闭者，由于本法对骨骺破坏较大，可能造成骨骺损伤，影响生长发育，故不列为适应证。

（3）本法治疗的最短时间为24小时以内。时间延长，肢体则会过度肿胀，影响操作。对于此类病人，可以先对肢体进行制动、消肿处理，伤后1周再行治疗。对于伤后3周以上的病人，由于血肿机化物形成，部分软组织损伤，瘢痕形成，操作较为困难，应视具体病情考虑是否采用此法。

十六、克氏针结合锁定重建钛板内固定治疗胸锁关节脱位

根据锁骨内端移位的方向胸锁关节脱位分为前脱位和后脱位，以前者多见。传统治疗方法多为非手术治疗，因其复位容易但固定难而失败率高；而对手术治疗及术式的选择，也常是临床医生感到棘手的问题。我们采用克氏针结合锁定重建钛板内固定的方法治疗胸锁关节脱位，疗效满意。

（一）操作常规

1. 手术方法　采用肌间沟麻醉＋局部浸润麻醉，病人取仰卧位。以胸锁关节为中心做一长 5 cm 的横形切口，逐层切开皮肤及皮下组织，暴露胸锁关节及锁骨胸骨端骨折块，清除骨折端血肿、嵌夹纤维组织。直视下按锁骨内端移位方向施加反方向力进行复位，巾钳临时固定。选取一直径 2 mm 的克氏针，在锁骨内端关节面以远 1.5 mm 处、锁骨前侧、与锁骨呈 30° 角用电钻顺行钻入固定至胸骨柄。选择 5 孔锁定重建钛板置于胸骨柄、锁骨前面，分别用 2 枚螺钉固定。克氏针针尾折弯后留于皮外。X 线片证实胸锁关节脱位及锁骨胸骨端骨折复位、固定满意后，冲洗切口，逐层缝合。

2. 术后处理　常规应用抗生素预防感染；三角巾悬吊患肢 4 周；术后 4 周加强肩关节功能锻炼，直至恢复工作或劳动；术后 6 周拔除克氏针。

胸锁关节脱位典型病例 X 线表现见图 16-1。

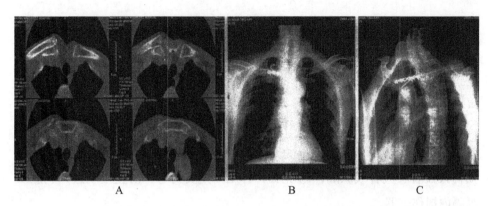

A. 术前 CT 片；B. 术后正位 CR 片；C. 术后侧位 CR 片。

图 16-1 胸锁关节脱位典型病例 X 线表现

（二）讨论

胸锁关节脱位通常是在上肢外展时肩前方受到间接暴力所致的。最常见的类型是胸锁关节前脱位，即锁骨内端向前移位。胸锁关节后脱位或胸骨后脱位较少见。因胸锁关节缺乏骨性稳定，所以脱位用单纯闭合复位固定位置难以维持。

采用传统牵引进行治疗，使病人限于一种体位，且牵引时间长，病人痛苦大。采用闭合复位交叉克氏针固定进行治疗，会因脱位骨折端嵌夹软组织而影响复位。采用单纯克氏针固定胸锁关节，易出现克氏针滑脱退出，且易损伤胸膜及大血管，术后易再脱位。而我们采用切开复位克氏针结合锁定重建钛板固定治疗胸锁关节脱位可以避免上述缺点。切开复位克氏针固定能限制胸锁关节前后移位，重建锁定钛板固定能限制胸锁关节上下移位，且锁钉无须穿透胸骨后侧皮质，避免损伤胸膜及大血管，利于骨折端、关节囊、韧带的修复愈合，防止了再脱位及创伤性关节炎的发生。术后无须外固定，可以使病人早期进行肘关节、腕关节、肩关节的功能锻炼，预防肩周炎的发生。

锁定重建钛板的优点：①钛板较薄，容量小，不会引起术后胸锁关节部的隆起；②重建锁定钛板易塑形，符合胸锁关节的解剖学特点；③采用钢针及锁定钛板固定后，固定牢靠，不需要任何外固定，有利于早期功能锻炼；④坚强的内固定更有利于锁骨胸骨端骨折的愈合；⑤有利于受损的胸锁关节囊及胸锁前韧带的修复和重建。

本法适应证：新鲜的胸锁关节脱位及锁骨端骨折，无气管、大血管损伤的胸锁关节脱位者。此外，仅单纯气管、大血管受压者在胸科医生监护下可应急使用本法。

手术注意事项：①穿克氏针要严格掌握进针方向，勿钻入胸腔或钻透胸骨皮质；②锁定钉勿过长，以免穿透胸骨柄后侧皮质进入胸腔，造成气胸及损伤大血管、气管或纵隔；③克氏针针尾一定要折弯，防止松动进入胸腔及纵隔内损伤脏器。

十七、经皮导入内固定及切开复位 LCP 钢板内固定方法治疗肱骨近端骨折并肩关节前脱位的对比研究

肱骨近端骨折并肩关节前脱位是一种复杂的肩部损伤，常遗留严重的肩关节功能障碍，我们采用经皮导入内固定及切开复位 LCP 钢板内固定方法治疗，并分析不同治疗方法的疗效。

（一）操作常规

1. 手术方法　病人入院后均完善化验检查及对症治疗，入院后 1～4 天在臂丛阻滞麻醉或全身麻醉下进行手术治疗，经皮导入内固定组 81 例，采用"端推回绕"手法结合尾部加压调角空心螺纹钉复位与固定。切开复位 LCP 内固定组 57 例，采用 Thompson 与 Henry 切口显露，部分切开关节囊进行复位。将 LCP 钢板置于肱二头肌长头腱外侧，肱骨头部至少用 3 枚螺钉固定。

2. 术后处理　术后采用抗炎及活血化瘀、促进骨愈合中药治疗。术后即开始患肩肌肉等长收缩锻炼，肘、腕关节及手部主动活动。视局部肿胀情况，于第 3～5 天用健手托扶患侧前臂行肩关节轻度前屈活动，并在 2 周内逐步加大前屈活动范围，直至 3 周后达到前屈 90° 以上。定期复查 X 线片，了解骨折对位及愈合情况。术后 5～6 个月后视骨折愈合情况取出内固定。

3. 观察项目　包括手术时间、骨折愈合时间、术后并发症及肩关节功能评分。

4. 统计学处理　资料用统计软件 Sigma Stat 2.03 处理。定量资料以均数 ± 标准差（$\bar{x} \pm s$）表示，组间比较采用单因素方差分析（ANOVA），等级资料

采用秩和检验，P < 0.05 表示差异有显著意义。

5. 结果　所有病例均获随访，时间 25 ~ 61 个月，平均 37.6 个月。两组手术时间、骨折愈合时间差异有统计学意义（表 17-1）。经皮导入内固定组无手术部位感染病例，切开复位 LCP 内固定组有 5 例切口软组织感染。骨折不愈合与肱骨头坏死：经皮导入内固定组无骨折不愈合及肱骨头坏死病例，切开复位 LCP 内固定组有 8 例骨折不愈合，其中 6 例发生肱骨头坏死，另有 2 例 Ⅳ 型骨折脱位病例于术后 18 个月后骨折已愈合，发生了肱骨头坏死，术后并发症两组之间差异有统计学意义（表 17-2）。

表 17-1　两组手术时间、骨折愈合时间比较

组别	手术时间（min）	骨折愈合时间（周）
经皮导入内固定组	50±19	13±3.2
切开复位 LCP 组	125±35	16±5.3

注：两组手术时间，骨折愈合时间差异有统计学意义，P < 0.05。

表 17-2　两组并发症发生率（%）

项目	经皮导入内固定组	切开复位 LCP 组
手术部位感染	0	8.8（5/57）
肱骨头坏死	0	15.8（9/57）
骨折不愈合	0	14.0（8/57）
固定失效	1.2（1/81）	1.8（1/57）

注：两组手术部位感染、肱骨头坏死、骨折不愈合方面差异有统计学意义，P < 0.05；固定失效方面差异无统计学意义，P > 0.1。

参照 Neer 肩关节百分评分标准，从疼痛（35 分）、功能（30 分）、活动度（25 分）、解剖位置（10 分）4 个方面评分，90 ~ 100 分为优，80 ~ 89 分为良，70 ~ 79 分为可，<70 分为差。经皮导入内固定组：优 66 例，占 81.5%；良 13 例，占 16.0%；可 2 例，占 2.5%；优良率为 97.5%。切开复位

LCP 钢板内固定组：优 39 例，占 68.4%；良 6 例，占 10.5%；可 9 例，占 15.8%；差 3 例，占 5.3%；优良率为 78.9%。两组肩关节优良率有显著性差异，$P < 0.05$。

（二）讨论

肱骨近端骨折并肩关节前脱位在骨伤科临床中并不少见，因肩关节生理解剖特点及其损伤机制的复杂性与严重性，导致目前尚未形成能被大多数医生与病人所接受的理想的治疗方法。国内外学者一直围绕该类型损伤的复位与固定方法进行不同方向的深入研究，已形成了较常用的 3 种类型治疗方案：①手法复位外固定治疗。采用传统的"牵引""推顶"等手法进行骨折脱位的复位，并结合石膏或夹板进行外固定。该类型方法最大的缺点在于手法复位成功率低、单纯外固定不可靠，常因早期功能训练发生骨折脱位复发或延迟功能训练导致严重肩关节功能障碍。②切开复位内固定。切开复位后直视下采用不同的内固定方法进行固定，具有复位准确、固定可靠的优点。近几年开展的切开复位 LCP 钢板内固定方法可明显减少手术部位的创伤，钢板对局部骨质表面无加压固定，有效保留了局部的血运，较传统类型钢板有明显的优势，是目前切开复位内固定治疗肱骨近端骨折较理想的方法。但切开复位对骨折－脱位周围组织的干扰仍是影响该类型损伤治疗效果的最主要原因。③肱骨头置换术。利用人工假体重建盂肱关节，由于目前对肩关节运动的生理与病理研究仍不能真实反映肩关节活体运动情况，同时受假体材料与设计制作水平的限制，肩关节置换治疗该类型损伤仍存在诸多不成熟的因素，从而大大影响其疗效。经皮导入内固定治疗肱骨近端骨折并肩关节前脱位是在对各种传统复位方法进行深入分析研究的基础上，结合微创内固定的优势，根据骨折脱位的病理特点，采用了"先复位与固定骨折，再复位脱位"治疗方案，将"端推回绕"手法应用于骨折的复位过程，使肱骨折端避开肱二头肌长头腱等组织的缠绕与嵌入阻挡，顺利与脱位的肱骨头断面相对，达到骨折准确复位。再结合自行设计的尾部加压调角空心螺纹钉经导针引导准确进入并进行系列手法对骨折端牢固固定，恢复折端骨的连续性，将骨折脱位变为"单纯"脱位，再按肩关节前脱位进行手法复位，提高了骨折脱位的复位成功率，解决了以往"先复位脱位，再复位骨折"方法所存在的复位成功率低的问题。复位与固定过程不损伤肩关节周围组织，复位后的肩关节囊、韧带破裂口可自然对合，有利于良好修复愈合。组织学实验也证明，只要为损伤的关节囊、韧带及肩袖组织提供良好稳定的修复环境，就可通过血肿机化并在生理应力刺激下达到良好修复愈合，最终恢复其组织的生物力学性能，其肩关节的稳定性足以达到静力与动力间的持续平衡。

经皮导入固定法治疗肱骨近端骨折并肩关节前脱位，解决了以往手术创伤大、并发症及后遗症多、肩关节功能恢复差及非手术方法多年来一直没有解决的骨折脱位复位与固定难题，复位成功率高，骨折复位与固定可靠，术后不需要复杂外固定，可早期活动肩关节，有效预防关节粘连，达到了骨折愈合、关节稳定与功能恢复并进的目的，是目前治疗肱骨近端骨折并肩关节前脱位的创新性方法。

十八、经皮穿针内固定与经皮穿针缝合内固定治疗肩锁关节Ⅲ型脱位的对比研究

我们采用经皮穿针内固定与经皮穿针缝合内固定治疗肩锁关节Ⅲ型脱位，并比较两种治疗方法的疗效。

（一）操作常规

1. 经皮穿针内固定手术方法　手术采用臂丛神经阻滞麻醉。病人取坐位或仰卧位。以右侧肩锁关节脱位为例，术者用左膝部向上轻顶病人右肘部（或令一助手托起），使下移的肩部恢复正常高度，以利于复位操作，一助手站立于对侧，用双手拇指向下用力按压锁骨外端复位，当锁骨外端明显下移，且手下感到锁骨外端与肩峰上缘相平或略低时，可认为复位成功。如复位过程中有弹性阻挡感，复位不够时，一般为纤维软骨盘和撕裂的关节囊、韧带等组织卷入关节间隙所致。可用自制针刀经皮刺入关节间隙内将其拔出。复位准确后，用骨钻夹持直径为 2 mm 的克氏针从肩峰外缘进针，边进针边调整方向，直至克氏针呈水平位通过肩峰关节面进入锁骨外端，继续将克氏针进入并从锁骨外1/3 向后的弯曲处突破骨皮质，同法进入另 1 枚克氏针，两针在水平面上交叉约 10°。X 线透视下见复位准确后，将针尾折弯留于皮下，结束手术。

2. 经皮穿针缝合内固定方法　在经皮穿针内固定的基础上，进行肩锁关节周围撕裂关节囊、韧带等组织的缝合与重建。以肩锁关节为中心，用自行设计的缝合弯针引双 10 号尼龙缝合线在锁骨后缘距锁骨外端 1.5 cm 处，经皮进针深度达 2.5 cm 左右，将缝合针的尖端转向前，并利用针尖触探喙肩韧带，当手下触之有明显韧性感时（即触及喙肩韧带），即穿过其间并绕至锁骨前缘将缝合线引出皮外，然后空针退至进针点皮下，再将针绕过锁骨上缘皮下达锁

骨前缘，把留置皮外的缝合线引退到进针眼皮外，将留于皮外的缝合线两端拉紧后在皮下打结，不剪断缝合线，再利用该线引针，从锁骨后缘第1针眼进入，以肩锁关节为中心，由后外向前内方将锁骨上韧带、关节囊及斜方肌、三角肌腱性组织做环形缝合，使缝合针再次从第1针眼穿出，并系紧和打结于皮下，结束手术。

3. 术后处理　术后用腕颈带悬吊患侧前臂，麻醉消退后即可进行腕关节活动，肘、肩关节在疼痛可忍受的情况下进行活动，但应注意避免过度负重和活动。术后第2天即可开始日常生活，第6周取出内固定克氏针，3个月内患肢不可过度负重。

4. 统计学处理　采用秩和检验，分别比较两种治疗方法术后再脱位发生率及肩关节功能优良率。

（二）讨论

肩锁关节是一个由肩峰内缘与锁骨外端并连的关节，在肩胛带功能和动力学上有非常重要的位置，是肩关节灵活运动的支撑点。当发生肩锁关节脱位时，不仅会产生肩锁关节疼痛、异常活动等症状，而且会对整个上肢的力量和运动的灵活性造成极大影响。

国内外学者设计出了不同的手术方法治疗肩锁关节脱位，并取得了良好的治疗效果。随着人们对治疗要求的不断提高，各种微创治疗方法得到了长足的发展，其中经皮穿针内固定方法成为较常用的微创治疗方法，具有创伤小、无切口瘢痕影响美观等优点。随着该方法的广泛应用，大家逐渐认识到，肩关节功能恢复差及内固定取出后再脱位是其主要缺点，并最终影响疗效。我们曾尝试通过延长内固定时间以期使关节周围组织修复更好来降低再脱位发生率，但结果显示，其不仅不能降低再脱位的发生率，反而增加了克氏针断裂的概率及肩关节功能恢复的困难。通过对再脱位病例切开手术观察发现，经皮穿针内固定治疗者肩锁关节周围关节囊、韧带等组织修复较差，呈明显松弛状态，对肩锁关节的固定作用较差，这也是该方法治疗肩锁关节脱位后再脱位发生率高的主要原因。怎样解决关节囊、韧带等组织松弛愈合抗应力差的问题成为提高经皮穿针内固定治疗肩锁关节脱位效果的关键。

十九、经皮撬拨复位克氏针内固定治疗儿童桡骨颈骨折

我们采用经皮撬拨复位克氏针内固定的方法治疗儿童桡骨颈骨折，疗效显著。

（一）操作常规

1.术前准备　进行各项术前常规检查，了解骨折具体情况。用石膏托将患侧肘关节固定于半屈曲位。口服消肿止痛胶囊（山东省文登整骨医院自制），每次 6 g，每日 3 次，待患肢肿胀减轻后再进行手术。

2.手术方法　手术采用臂丛神经阻滞麻醉。病人取仰卧位。患肢外展，一助手固定患侧上臂，另一助手握住患侧前臂进行对抗牵引，并将前臂外旋，使倾斜的桡骨头转向外侧，保持肘关节于内翻位。术者采用直径 2.0 mm 的钢针，于肱桡关节间隙以远 6～10 mm 处骨折端外后方进针，进针角度与桡骨干纵轴呈 45° 角，针尖紧贴骨面缓慢移动，抵至桡骨颈断端时沿骨折方向插入，以骨折远折端外侧骨皮质与针尖的交点为中心，保持撬拨针与桡骨干纵轴在同一个平面上向外旋转，并将桡骨头撬起 90°～120°，当桡骨头停止移动并保持稳定时，嘱助手维持撬拨针位置，术者两手拇指置于桡骨头桡侧，向尺侧按压，其余四指分别置于桡骨干中上段两侧，同时向外侧牵拉复位，触及骨折端平整、无骨异常活动时拔出撬拨针。术者拇指置于肱桡关节外侧，嘱助手屈肘 90° 缓慢旋转前臂，指下感到桡骨头转动连续、平滑时，表明复位成功。患肢屈肘 90°，前臂置于旋后位，于肱骨外上髁最高点向后内侧约 2 mm 处置入直径 1.5～2 mm 的克氏针，针尖与桡骨干纵轴平行，依次穿透肱骨外上髁后内侧和肱骨小头前侧骨皮质进入肱桡关节，穿透桡骨小头后继续进针 2～3 cm。X 线透

视下确定骨折复位及固定情况满意后，针尾折弯并剪断克氏针，针尾留于皮外0.5 cm左右。

3.术后处理　屈肘90°，前臂旋后位石膏托固定，腕颈带悬吊前臂于胸前。术后常规应用1次抗生素。麻醉解除后进行患侧肩关节、腕关节及手指功能锻炼。术后3~4周去除克氏针及石膏托，进行肘关节功能锻炼。

儿童桡骨颈骨折典型病例X线表现见图19-1。

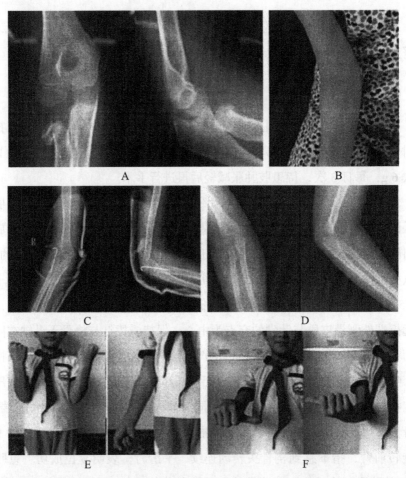

A.术前正、侧位X线片；B.术前肘外翻畸形；C.术后1周正、侧位X线片；D.术后14个月正、侧位X线片；E.术后14个月肘关节屈曲及伸展位；F.术后14个月前臂内旋及外展位。

图19-1　儿童桡骨颈骨折典型病例X线表现

儿童桡骨颈骨折多由间接暴力引起，损伤程度与肘关节受损时的体位有关。肘关节于外翻位受损时，可导致内侧副韧带损伤或肱骨内上髁撕脱骨折；肘关节于伸直位受损时，可导致尺骨鹰嘴骨折。桡骨颈骨折时桡骨头常呈现出不同程度的倾斜移位，可造成肱桡关节半脱位，致使肘关节周围组织受损，导致肘关节不稳定。

桡骨颈骨折的早期解剖复位有助于骨折的塑形，可以促进肘关节及前臂运动功能恢复。为了达到解剖复位的目的，临床常采用切开复位内固定等方法治疗，虽然效果良好，但是手术并发症较多，且容易加重组织损伤，不利于骨的正常生长。李新春等认为，儿童桡骨颈骨折的复位及固定方法越简单，关节损伤越小，疗效越好，因此临床应先进行闭合复位，不成功时再采用经皮克氏针撬拨复位，避免手术切开复位加重肘关节的损伤。杨磊等采用经皮钢针撬拨复位配合内服中药治疗桡骨颈骨折，疗效显著，认为手法配合钢针撬拨可以使桡骨头良好复位，不影响骨折局部内环境的稳定，有利于骨折愈合。桡骨颈骨折经皮钢针撬拨复位成功后，虽然早期骨折端十分稳定，但后期容易出现倾斜移位，常需再次治疗。黄信源等采用弹性稳定髓内针内固定治疗儿童桡骨颈骨折，认为该法可以有效控制骨折端移位，能够保持良好的复位效果，有助于促进骨折愈合及关节周围组织修复，可以避免肘关节不稳定，具有操作简单、安全有效、创伤小、并发症少等优点。

治疗注意事项：①术前应认真进行各项检查，明确骨折具体情况；②术中应确保进针点在骨折端的外后方，且针尖应紧贴骨面缓慢移动，避免损伤桡神经深支及周围软组织；③克氏针内固定应一次成功，避免反复穿针；④术后患肢用石膏托固定时，应保持松紧适度，避免影响局部血液循环；⑤骨折愈合后应早期取出克氏针，以减少克氏针断裂的风险。

经皮撬拨复位克氏针内固定治疗儿童桡骨颈骨折，具有操作简单、组织创伤小、骨折愈合率高、并发症少、肘关节功能恢复良好等优点，值得临床推广应用。

二十、微创治疗Ⅲ、Ⅳ型肱骨外髁骨折

肱骨外髁骨折是除肱骨髁上骨折外，肘关节损伤中最常见的骨折，占肘部损伤的 6.7%，易发生于儿童及青少年时期，尤以 4~8 岁儿童多见，其中Ⅲ、Ⅳ型肱骨外踝骨折骨折块移位大，损伤程度重，并发症及后遗症的发生率高，我们采用手法复位结合经皮穿针内固定治疗Ⅲ、Ⅳ型肱骨外踝骨折，取得了满意的疗效。

（一）操作常规

1. 术前处理　对 1 例Ⅳ型损伤病人入院即行肘关节脱位手法复位，复位后拍片示脱位复位、肱骨外踝骨块有翻转移位。所有病人均给予屈肘 90° 位行石膏托固定，所有病人于肘部肿胀基本消退、组织张力不大的情况下进行手术，其中年龄稍大可配合手术的病人采用臂丛神经麻醉，年龄稍小不能配合手术的病人采用全身麻醉，体位均取仰卧位。

2. 手术方法　以右侧患肢为例，首先用拇指对肘关节外侧进行揉按以祛散血肿，摸清骨折块的大致形态及位置。一助手握持上臂近端，术者立于患侧，右手握病人腕部，左手拇指置于骨块的前侧向后侧推挤，并于骨块内缘处（即滑车端）向后内侧挤压，同时在肘关节于半伸位情况下内翻肘关节，开大肘关节外侧间隙，同时拇指加大对骨块内后缘的挤压力度，使骨块内侧缘向内后侧旋转，使其内缘部分首先进入关节腔。屈腕并屈伸肘关节的同时进行前臂的旋转活动，使骨块在前臂伸肌的牵拉及拇指的挤压力的作用下回纳于关节腔内。骨块回纳时有滑落感，此时使骨折类型变成无翻转的肱骨外踝骨折，同时缓慢屈曲肘关节，使前臂于旋后位，腕关节于背伸位，然后手法触摸骨折块是否向前侧移位（后侧移位很少见）。如为向前移位，用拇指自外前向内后侧挤压骨块复位，触摸无台阶感，被动进行肘关节屈伸活动时肘关节无摩擦感及弹响，于肱骨外髁最高点向下约 0.5 mm 处用直径 1.5 mm 的克氏针与肱骨长轴呈 45° 进针，通过骨折块进入肱骨 1.5 ~ 2.0 cm。复位好后，再用直径 1.5 mm 的克氏针与第 1 枚钢针呈约 20° 交叉进针，然后屈伸及旋转肘关节，以观察骨块的稳定性。确定复位准确、固定牢固后，结合 X 线透视确定骨折复位良好。克氏针固定有效后，针尾打弯后剪短，留于皮外。无菌包扎，石膏托外固定前臂于旋前位，肘关节屈曲于 90°，腕颈带悬吊于胸前。

3. 术后处理 常规应用抗生素 1 天，并给予活血化瘀、消肿止痛及促进愈合药物，定期针孔处换药。麻醉消除后即嘱病人进行腕及手指的屈伸功能锻炼，石膏外固定于术后 3 ~ 4 周后去除，鼓励病人行肘关节主动屈伸及前臂旋转功能锻炼。术后 6 ~ 8 周后视骨折愈合情况去除内固定克氏针，如果肘关节屈伸及前臂旋转活动受限范围较大则需要病人家属对病人进行功能锻炼。禁止对肘关节周围进行推拿揉按，以防止发生骨化性肌炎而影响肘关节活动。

（二）讨论

肱骨外髁Ⅲ、Ⅳ型骨折是儿童常见的肘部骨折之一，属于 Salter 骨骺损伤的Ⅳ型，为关节内骨折，所以对复位的要求比较高，同时骨折块的完全移位并翻转给复位及固定带来了相当大的难度，故国内外学者多主张切开复位和外固定。但手术也存在一定的弊端，例如对骨块的血运造成相当大的破坏，后期可能出现肱骨外髁生长紊乱及伸肌起点的剥离，对伸肌力量造成一定的影响。此外，因软骨面与关节面相似，还存在即使切开也很难分辨二者的情况。手法复位可避免以上弊端，但操作上存在一定的难度。首先，必须对肱骨外髁Ⅲ、Ⅳ型骨折的损伤机制深入了解，这一类是暴力作用使附着于肱骨外髁前臂伸肌总腱及旋后肌急骤收缩，造成肱骨外髁骨折。骨折块移位的程度和翻转的方向，是由前臂和腕部伸肌的牵拉决定的，不仅可以向侧方移位，也可以在纵轴上向上翻转，可达 90° ~ 180°，使关节面朝向内侧，而骨折面朝外，还可绕横轴向前或向后旋转移位。

在手法复位时，要仔细观察 X 线片，辨清关节面和骨折面、骨折块移位的方向和程度、翻转的方向及旋转的程度，这样易于进行手法整复。在查看X线片时必须清楚知道：儿童肱骨外髁翻转骨折的骨折块与X线片上显示的骨折块影像不一致。因为该部位的骨折块包括骨骺板和肱骨小头的二级骨化中心、滑车的软骨部分、外上髁、外侧干骺端的一部分及附着于其上的桡侧副韧带和总伸肌腱。而在X线片的显像，仅为肱骨外髁的骨化中心和干骺端骨折块，其他组织则不显影。实际上儿童肱骨外髁翻转骨折的骨折块要比X线片上骨折块显像大得多。术后肘关节屈曲于 60°～90°，但注意要旋后位，因旋后位可松弛前臂伸肌，并且可以使桡骨小头对肱骨外髁的挤压力量较为均衡，进一步维持骨块的稳定。

二十一、手法治疗肘关节内侧脱位合并肱骨外髁骨折

肘关节内侧脱位合并肱骨外髁骨折临床极少见，多由间接（传导）暴力所致。跌倒时手掌撑地，肘关节轻度屈曲，外力沿桡骨向上冲击肱骨外髁，肘过度内翻应力引起肘关节内侧脱位合并肱骨外髁骨折（包括肱骨小头骨骺及部分滑车）。由于前臂伸肌群及旋后肌的收缩牵拉，使外髁骨块发生不同程度的向后外侧移位和翻转。我们采用手法治疗肘关节内侧脱位合并肱骨外髁骨折，疗效令人满意。

（一）治疗方法

1.整复方法　以左侧为例，采用臂丛神经阻滞麻醉。病人取坐位或仰卧位，两助手对抗牵引，术者首先整复肘关节脱位，然后左手握住腕部，使前臂中立位或旋前位，肘关节屈曲 100° 左右，用右手拇指轻柔地由浅及深按压肘外侧，以达到消肿散瘀、手摸心会的目的。直到摸清骨折块的方位和旋转程度，用拇指压于骨块外后缘，由外后下方向内前上方斜推（或向内前上方扣压），同时伸屈活动肘关节，即可闻及一复位响声。另外，术者左手握住腕部对抗牵引，右手拇指用力将外髁骨块推向肘后侧，此时伸屈活动肘关节，利用前臂伸肌群的牵拉，使翻转位的骨块拨正成单纯前后移位，随后再由右手拇指向前方推送，左手同时屈肘，一般即可复位。此刻伸屈检查肘关节，无阻力及弹响，触摸外髁骨块解剖关系正常。若不成功，可重复使用手法。

2.固定方法　①器材：木板 2 块（内、外侧），铁丝托 1 个。根据肢体长短不同，制成大、中、小三型。②固定：超肘关节，前臂中立位或旋前位

固定。如外髁骨块前移则肘关节屈曲 35°～45°、后移肘关节屈曲 90°（伸直位为 0°）。在固定中可根据需要随时调整铁丝托角度。一般固定 3～4 周。

（二）讨论

对肘关节内侧脱位合并肱骨外髁骨折应充分认识，明确诊断。早期以手法复位、小夹板固定治疗为主，对少数外髁复位后仍不稳定者，可采取手法复位、闭合穿针固定治疗。对陈旧性骨折应尽快手术治疗。

二十二、手法复位微创内固定治疗尺骨鹰嘴骨折

尺骨鹰嘴骨折约占肘关节周围骨折的 10%，是肘关节常见损伤之一。准确的复位和坚强内固定是预防骨关节炎及恢复肘关节功能的有效措施。手法复位微创内固定治疗尺骨鹰嘴骨折因手术创伤小、骨折愈合快、术后肘关节功能恢复好等优点，逐渐被广大医护人员和病人所接受。

（一）操作常规

1. 使用器械　直径 2.0 mm 克氏针、缆线固定系统、硬膜外麻醉穿刺针（直径 1.2 mm）、自制弯锥（半径 3 cm，柄长 10 cm，尖端有孔）。

2. 手术方法　手术采用臂丛神经阻滞麻醉。病人取仰卧位，伤肢置于胸前。先用注射器于骨折断端处穿刺抽出积血，并用生理盐水反复冲洗。于骨折远端约 3 cm，距尺骨嵴后缘 0.5 ~ 1.0 cm 处用直径 2.0 mm 的克氏针由内向外经皮钻孔形成骨隧道，外侧孔定为 1 点位置，内侧孔为 2 点位置；鹰嘴近端侧位后下 1/3 和正位中外 1/3 与中内 1/3 交点处向前约 0.5 cm 各做 0.5 cm 小切口（分别定为 3 点和 4 点位置）。采用推顶手法对尺骨鹰嘴骨折进行复位。以左侧尺骨鹰嘴骨折为例，两助手分别握持病人上臂近端及腕部，病人上臂外展 90°，肘关节屈曲 60°，术者自肘后用双手四指环抱于肘上，两手拇指抵于尺骨鹰嘴尖部两侧，当双手拇指抵住尺骨鹰嘴骨块向前下方推挤的同时，助手将肘关节徐徐屈曲至 90°，此时双手拇指抵住的骨块有明显稳定感，术者右手拇指持续抵于尺骨鹰嘴尖部，放松左手，以左手拇指沿尺骨近段背侧骨嵴由近及远内外按摩，当指下感到骨嵴的连续平滑，无明显间隙及台阶感，证明复位良好。钢缆由 1 点向 2 点位置穿过骨隧道备用（必要时用硬膜外穿刺针引导

下完成），另一名助手用骨钻带动 2.0 mm 克氏针分别从鹰嘴近端侧位后下 1/3 和正位中外 1/3 与中内 1/3 交点处进入，2 枚克氏针经鹰嘴尖部平行向远端钻入尺骨髓腔 5 ~ 10 cm）。X 线机透视复位固定位置满意后，弯锥由 3 点位置进入紧贴骨皮质从 2 点位置穿出，穿一根丝线，从 3 点位置引出钢缆，随后硬外穿刺针由 4 点位置紧贴骨皮质经肱三头肌腱深面从 3 点位置穿出，将钢缆穿入穿刺针孔，引钢缆从 4 点位置穿出；钢缆由 4 点位置到 1 点位置操作同上，钢缆穿过夹扣，此时皮下钢缆呈"8"字缠绕。在 1 点位置做 1 个长约 0.8 cm 的切口并分离皮下组织，收紧器逐步拉紧钢缆，此时夹扣通过切口逐渐贴近骨面，固定钢缆；采用"推拿按摩法"，沿着鹰嘴周围腱膜的走行方向，按上下左右顺序顺骨捋筋，调理骨折周围软组织并使肘关节屈伸至最大活动范围 3 ~ 5 次，检查骨块稳定性及是否有摩擦感，效果满意后固定夹扣；最后剪去多余钢缆并处理针尾留于皮下，缝合小切口。手术示意图见图 22-1，手术实例图见图 22-2，手术前后 X 线片对比见图 22-3。

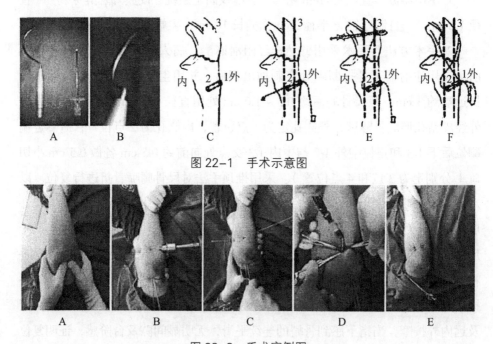

图 22-1　手术示意图

图 22-2　手术实例图

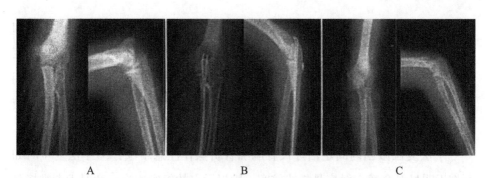

A.术前正侧位；B.术后正侧位；C.术后1年正侧位。

图22-3 手术前后X线片

3.术后处理 患肢腕颈带90°悬吊于胸前，待麻醉消退后，患肢行肩腕手主动功能锻炼及肌肉静力性收缩锻炼。肘关节局部冷疗，每次20分钟，12小时一次，持续24～48小时。术后1～7天：损伤后早期，病人局部气滞血瘀，再加上术后气血更伤，给予术后康复颗粒（山东省文登整骨医院协定处方）气血双补，导滞消肿，促进骨折愈合。本方主要由党参、黄芪、当归、骨碎补、续断、杜仲、桑寄生、红花等组成，口服，每日1剂，分2次服。术后1～2周渐进式进行肘部主被动屈伸锻炼（60°～90°）以促进气血运行，防止肌肉萎缩。术后4～6周：伤后中后期阶段，重在防止关节僵硬挛缩，肘部抗阻锻炼并配合赤木洗剂（山东省文登整骨医院协定处方）疏通关节筋络，疏导腠理，流通气血，本方主要由苏木、红花、海桐皮、伸筋草等组成，熏洗，每日1～2次，每次30分钟。术后随访6～18个月。

（二）讨论

尺骨鹰嘴骨折多是波及关节面的关节内骨折。目前多数学者主张除撕脱骨折外的尺骨鹰嘴骨折均采用切开复位内固定治疗，有利于解剖复位及术后早期功能锻炼，防止肘关节功能障碍及创伤性关节炎的发生。克氏针张力带是治疗尺骨鹰嘴骨折的经典术式，有利于病人早期功能锻炼。手术中平行插入2枚克氏针，形成"8"字形捆扎方式，保证了固定的牢靠性，并中和作用于骨折端的张力使其转变为压应力，使骨折端更加紧密，促进骨折更好地愈合。切开手术广泛剥离与显露不仅遗留瘢痕影响美观，而且存在影响骨折端血运、增加感染机会等诸多弊端，手法复位可以使鹰嘴骨折达到良好复位，但仅靠外固定很难达到满意效果。单纯闭合穿针固定可以达到骨折端稳定，但不能满足早期功能锻炼要求。在手法复位治疗鹰嘴骨折基础上，经皮将钢缆引入形成张力带固定可以达到牢固固定的目的。

手法复位微创内固定治疗尺骨鹰嘴骨折操作注意事项：①手法复位时如断端无明显对合感，触摸骨折线较宽，则提示有软组织嵌夹，此时术者维持复位，助手用一扁头钢针刺入骨折端挑出嵌夹的软组织，再进一步将骨折端对合紧密；若手下触摸骨折端仍有台阶感，则由助手退出钢针至骨折线，将移位的骨折端进一步复位后再固定。②术中钢缆必须紧贴骨皮质，因紧贴尺骨会使固定更加牢靠，有利于肘关节早期功能锻炼；对于克氏针的选择，为了获得足够的内固定强度，通常使用直径 2 mm 的克氏针，必要时还可使用直径 2.5 mm 的克氏针。③在使用收紧器时应使骨折端特定性加压调节钢缆张力，一般有较大粉碎骨块且骨皮质完整者选用压力 196 N，无粉碎骨块者选用压力 245 N。本法不适宜所有类型的尺骨鹰嘴骨折，纳入观察的病例主要为 Mayo ⅠA 型与ⅡA 型，对于 Mayo ⅠB 型和ⅡB 型纳入的病人，要求术前通过 CT 平扫、三维重建及 DR 详细评估与测量，骨块均较大且骨皮质完整，骨块数不超过 2 块，且满足张力带固定的 3 个基本条件：①内固定物承受张力；②骨骼承受压力；③对侧骨皮质有完整的支撑。对于严重的尺骨鹰嘴粉碎骨折不建议使用本法。2 枚克氏针采用髓腔内固定，为了降低退针率，我们建议使用较长的克氏针，通过加大克氏针进入髓腔深度，增加了骨质对克氏针的把持力，在一定程度上减小了退针率。在折弯克氏针尾后，预留一定长度剪断，用克氏针挑拨使针尾埋于肱三头肌腱深面，进一步减少退针和针尾对周围软组织的激惹。

综上所述，手法复位微创内固定治疗鹰嘴骨折具有创伤小、操作简便、不影响美观等优点，是一种治疗鹰嘴骨折可靠有效的方法。

二十三、闭合复位穿针内固定治疗伸直尺偏型肱骨髁上骨折

肱骨髁上骨折是儿童肘部最常见的骨折，而肘内翻畸形又是其最常发生的并发症。我们采用闭合矫枉过正复位手法，经皮穿针内固定方法治疗伸直尺偏型肱骨髁上骨折，疗效满意。

（一）手术方法

采用无菌操作，患侧臂丛神经阻滞麻醉。患儿取坐位，将上臂置于旋前90°。先行手法摸清骨折移位方向，两助手握持骨折远近端，沿上肢纵轴方向拔伸牵引 3～5 分钟，矫正骨折端重叠移位；术者一只手把持上臂，另一只手把持前臂近端向骨折旋转移位的反方向用力扭转，以矫正骨折端的旋转移位；然后双手四指环抱近骨折端前侧向后拉，拇指抵于肘后尺骨鹰嘴处向前推顶，同时远端助手牵引下屈肘，以纠正骨折的前后错位；再采用两点捺正手法纠正骨折端的尺侧移位及倾斜，并尽力造成远折端的轻度桡偏及桡侧嵌插。术者拇指沿肱骨下端外侧骨嵴触摸，触及远骨折端略向外侧高起的台阶感，证实尺偏移位矫正，复位满意。维持复位，一助手取一枚 2.0 mm 的克氏针上手摇骨钻自肱骨外髁最高点刺入皮肤，触及骨质后在冠状面上与肱骨纵轴呈 45° 角，在矢状面上与纵轴呈 15° 角进针，直至穿透肱骨近折端的对侧骨皮质。检查骨折端的稳定性，如果不稳，则同法交叉穿入另 1 枚克氏针。C 形臂 X 线机透视复位固定满意后，将针尾弯曲 90° 剪短，残端留于皮外，无菌包扎，自制铁丝托于屈肘 90° 前臂旋前位固定。麻醉消退后，即开始指导分期功能锻炼。术后3 周骨折达到临床愈合，去掉内外固定，行肘部功能锻炼。

（二）讨论

通过对尺偏型肱骨髁上骨折的损伤机制、骨折后 X 线表现及肘部功能解剖分析得出，复位时将骨折远端适度桡偏能够从根本上预防肘内翻畸形的发生。在长期治疗过程中逐渐形成了采用低损伤手法整复及可靠的经皮穿针内固定方法，使患儿肱骨髁上骨折闭合手法复位与牢固内固定的问题得到了很好的解决。首先，手法整复上贯彻矫枉过正的思想，尽量完全矫正旋转与前后移位，侧向移位达到过度复位，即形成桡倾，可以通过两种途径实现：①骨折复位达到解剖复位过程中，将远骨折端向桡侧倾斜，使尺侧嵌插解脱，甚至形成轻度分离，而桡侧骨质紧密接触或嵌插，使携带角较健侧加大约 10°。②在矫正侧向移位时将远折端向桡侧移位 0.5 cm 的同时矫正尺侧骨质嵌插，以远折端的桡侧移位弥补桡倾的不足，使桡侧骨皮质有嵌插，尺侧皮质分离或骨折远端适度桡偏，从而避免肘内翻畸形的发生。其次，闭式穿针内固定达到了骨折复位后的牢固固定，且操作简便，创伤轻。轻便的铁丝托外固定不仅能够良好地维持患肢的体位，而且有利于对骨折局部及整个患肢的观察。

可靠的内固定与轻便的外固定相结合，允许病人进行早期功能锻炼，达到骨折愈合及功能恢复并进的目的。本法操作简便，易于推广应用。

二十四、抓鹰器治疗尺骨鹰嘴骨折

尺骨鹰嘴骨折除小块撕脱骨折外都涉及关节，故要求复位准确，早期功能锻炼。我们采用抓鹰器治疗尺骨鹰嘴骨折，疗效显著。

（一）操作常规

1. 器械结构　抓鹰器由 4 个部分组成。①1 个尖端相对的双刺（图 24-1a）固定钳。双刺的末端有 2 个带有轴承关节的力臂（图 24-1b），两臂之间有金属环（图 24-1c）及套座（图 24-1d）与螺纹杆（图 24-1e）相连接，环与套座之间有套在螺纹杆上的螺旋形弹簧（图 24-1f），它与螺母（图 24-1g）可使两臂上下移动，即双刺开大与合拢，起到加压夹持尺骨的作用。爪刺由硬度强的白钢制成，两刺弯成半圆弧形，尖端刺成锉尖形，以利刺入皮肤及骨质，并能增强加压固定力。②钩形爪（图 24-3）。分单齿（图 24-2）和双齿两型（图 24-1），制作原料与上相同。双齿或单齿（图 24-3a）固定在套座（图 24-3b）上，用来钩持尺骨鹰嘴骨块。③一条带有滑槽（定向）的螺纹纵向杆（加压杆，见图 24-1h），由铜或不锈钢制成。钩形爪通过套座套置在加压杆的近端，固定钳亦通过套座安装在加压杆的远端（图 24-1）。两套座均以销子同加压杆的滑槽相嵌，起定向作用，旋转螺母（图 24-1i）时加压杆可在固定钳与钩形爪之间移动，使机械压力成为水平方向的对向压力，令骨折远近断端平行接近，促使骨折对位衔接。④横向旋转调节的螺纹杆（复位杆，见图 24-3c）。安装在钩形爪的套内，与加压杆通过轴承相连接。两端备有螺母（图 24-3d），调节螺母时可带动钩形爪连同抓持的鹰嘴骨块左右或旋转移动，以矫正尺骨鹰嘴骨折的侧向及旋转移位。

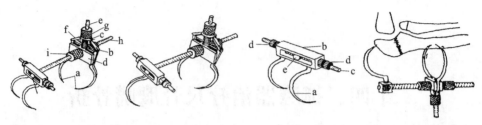

图 24-1　双齿抓鹰器　图 24-2　单齿抓鹰器　图 24-3　钩形爪　图 24-4　使用方法

2. 手术方法　采用臂丛神经阻滞麻醉。病人取半侧卧位或坐位，助手扶持患侧前臂，肘部皮肤常规消毒，取屈肘 20° 位。术者左手四指握住肘前上方，拇指推挤尺骨鹰嘴骨块向远折断端滑移复位，并将皮肤向上拉紧。将钩形爪钩住尺骨鹰嘴，横断者用单齿钩，再把固定钳夹持在尺骨远折段上，扭紧螺母固定牢固，然后以手摸心会等手法寻查骨折移位情况，并调节复位杆使骨折断端准确对位。在复位的同时，调节加压杆上的螺母，使其对位加压。术毕无菌包扎爪孔处，屈肘 75° ~ 90° 位前臂悬吊于胸前，X 线机透视验证复位情况。如系粉碎性骨折，复位方法为：术者手握前臂，另一手拇、示指捏挤尺骨鹰嘴粉碎骨块使其靠拢，然后两指呈"八"字形推挤鹰嘴向远折断端复位，在挤压的同时使肘关节徐徐做伸屈活动，使关节面挤压平整，再将抓鹰器装置其上（用双齿钩形爪），伸肘 15° ~ 20° 铁丝架固定悬吊胸前，2 周后解除铁丝架，做肘关节屈伸活动。使用方法见图 24-4。

3. 适应证及注意事项　抓鹰器适用于尺骨鹰嘴横断、斜形骨折、粉碎性骨折、撕脱骨折、合并桡骨小头脱位及肘关节前脱位的病例，开放性尺骨鹰嘴骨折清创缝合后可装置抓鹰器，使其愈合更快。

使用注意事项：①此法的要点为肘关节屈曲 20° 或伸直位，手法向远断端挤压骨块而后装置抓鹰器，再调节复位杆和加压杆之螺母进行复位加压固定，然后改伸时位为屈时位悬吊固定，便于病人起床活动，可以在门诊治疗。②肿胀严重者为便于整复时触摸清楚，易装置抓鹰器，伤后可先服中药 4 ~ 5 天，患肢悬吊，肿胀消减后，再用固定器。③复位固定 5 天及 2 周后各拍片检查 1 次，如无错位及分离情况，可维持固定，否则要重新调节复位杆，使其矫正。④复位 7 ~ 10 天后，创伤性炎症消减，可嘱病人做肘关节伸屈锻炼。2 周后因骨折断端开始坏死吸收，故要调节加压杆上的螺母，加大压力。⑤3～4 周局部无压痛及异常活动，X 线片显示骨痂形成，即可解除固定，用中药烫洗。

（二）讨论

关于尺骨鹰嘴骨折的治疗，有学者认为，对肘部骨折的治疗，首先考虑要达到的目的应该是肘关节的屈伸功能问题，而不是骨折骨性愈合问题，在治疗中宁可获得屈伸功能正常、能恢复生活的纤维愈合的鹰嘴骨折，也不要遗留某些屈伸功能障碍的骨性愈合的鹰嘴骨折。有学者提出了 3 种类型尺骨鹰嘴骨折的治疗方法：①腱膜下型，可对症治疗或短期固定。②横断型（骨折线通过鹰嘴切迹的中央部），青年人需要切开复位，钢丝缝合固定，老年人需切除折片或缝合肱三头肌腱膜；③粉碎型，可切除骨片。1964 年笠井实等强调一定要通过手术直视下采取内固定方法将关节面对齐，以防创伤性关节炎的发生，认为术后青年人疗效较好，老年人则会出现肌力减弱、肘关节屈伸受限，对生活造成一定困难。目前国内对有移位的鹰嘴横断骨折，多采用切开复位内固定的方法，要求关节面达到解剖复位，对粉碎者切除骨片。我们认为，尺骨鹰嘴骨折的治疗方法与效果和肱骨髁间骨折的治疗方法与效果相似。30 年来，我们用切开复位内固定法治疗肱骨髁间骨折 123 例，优良率达 68%；手法复位骨牵引法治疗 597 例，优良率达 86.7%。这种明显的对比启发我们寻求治疗尺骨鹰嘴骨折的新方法。我们采用抓鹰器治疗尺骨鹰嘴骨折，根据复位情况统计解剖复位达到 90%，即使不如直视下复位确切，也可对抗肱三头肌的拉力，满足骨折的固定和加压作用，允许肘关节在治疗固定期间早期功能锻炼，有利于骨折愈合与功能恢复齐头并进。因不用切开骨折断端和内固定，故无切口感染、皮肤坏死、疼痛及瘢痕等弊端，也不用再次手术取出内固定材料。该法对 3 周以内的鹰嘴骨折治疗有效，对严重多发性损伤的病例，延期治疗鹰嘴骨折，亦不影响疗效。本法操作简便易行，便于普及、损伤小、适用范围较广，特别对粉碎型骨折效果比手术疗效更好。

抓鹰器的钩形爪使用时究竟置于骨折块的哪个部位为好，从临床观察，可根据骨折类型灵活变通。如横断骨折，用钩形爪的单齿，摸准鹰嘴后的最高点（中心点）抓住即可达到复位目的。斜形骨折，可根据斜面的方向及加压固定的力学原理而定，如骨折系上前向后下呈冠状斜面时，钩形爪应抓住鹰嘴最高点的后下方，用向前下的力加压固定，使其折片嵌紧，不致再移位。因粉碎性骨折一般是肱三头肌附着处骨块较大，故可抓住较大的骨块，其他小骨块因大部分有骨膜及软组织相连，以手法捏挤使其靠拢维持复位，经随访证实比手术切除效果好得多，本法能早期活动，既能使移位的小骨块逐渐向原位移动（X线片证实），又能使关节面得到早期模造平整，消除"台阶"。临床上应注意复位后的侧位 X 线片，半月切迹略大者，关节功能恢复较好，小者会影响屈伸活动。

采用抓鹰器治疗的尺骨鹰嘴骨折，我们经过将近 5 年的临床实践及随访观察，与国内外其他治疗方法相比，具有骨块自动复位、关节面模造修复平整、骨折愈合快、功能恢复好等优点。骨折愈合速度的快慢关键在于患肢局部血运是否良好。Schenhk 及 Willengger 在 1967 年指出，只有在毛细血管的血液供应充分时成骨细胞才能发挥作用，形成骨基质，同时骨痂的钙化才能顺利进行。肢体活动可增加毛细血管的开放数量，使得骨膜血循环量的增加，更多的血液流入创伤组织，从而增加生化物质的交换，因此活动与血液循环对骨折愈合有重要意义。目前多数学者主张固定与运动相结合，但如何做到在固定期间就使病人达到接近正常人的活动，尚未得到很好的解决。我们使用自制的抓鹰器治疗尺骨鹰嘴骨折，病人可早期活动，进行功能锻炼，较好地解决了动与静的关系。由于病人在固定期间能够进行伸屈肘关节的锻炼，不仅可以使患肢血液循环旺盛，局部物质代谢加速，修复能力增强，而且由于肌肉的缩胀活动形成固定钳及钩形爪之间的回缩弹力，会对骨折断端施加生理性压力或适当刺激，这种压力和刺激可使成骨细胞活动加强，钙盐的吸收和沉着加快，为骨折后骨组织钙化提供了必要条件。

二十五、体外张力带治疗尺骨鹰嘴骨折

体外张力带治疗尺骨鹰嘴骨折，其疗效优于体内张力带。该方法不开刀，适用于各种类型的尺骨鹰嘴骨折，特别是对粉碎性鹰嘴骨折效果更好。

（一）操作常规

1. 体外张力带：主要结构，体外张力带（复位固定加压器）的主要材料为零铬13（$0Cr_{13}$）或1铬18钛合金板（厚0.8 cm）、合金钛圆柱体（直径0.3 cm）、钢丝弹簧（直径0.05 cm）等（图25-1）。

（1）滑动槽座与钩形爪：长3 cm，宽1.2 cm，中间带有滑槽（长2.5 cm，宽0.7 cm）的座牌，2条中间相距1.6 cm的半弧形爪刺，由座的两端偏内0.7 cm处伸出，长4.5 cm（尖端离座的高度），根部直径0.25 cm，向远端渐细呈铧形，利于刺入皮肤及骨质。滑槽座两端平面的中央部，有直径0.35 cm的圆孔，此孔有横向螺纹杆通过，两端有螺母固定，旋转螺母时钩形爪能沿滑动槽座左右移动，以矫正骨折的侧向错位。

（2）纵向螺旋杆与活节：一条长8 cm、直径0.4 cm的全长螺丝杆，中央部有0.12 cm宽的纵向滑槽，近端与活节相连接，装置在滑动槽座内的横向螺杆上（通过圆孔）。活节是一块长1.3 cm、直径1 cm的钛合金圆柱体，远端固定在纵向螺旋杆上，近端纵向的中央部有圆孔，其内装置端带球形的螺纹杆（长2.5 cm，直径0.25 cm），与滑动槽座相连，调节固定螺母时，它可使该座旋转360°，前后及左右倾斜各45°（即钩形爪的活动度），以利矫正各种不同类型骨折的张应力。

（3）移动牌与固定钳：一块两头带有沟槽的合金板（2.5 cm×1.2 cm×

0.6 cm），中央部备一圆孔，有纵向螺杆通过。固定钳的形状与手术用的巾钳相似，是由 2 条长 5 ~ 6 cm、直径 0.25 cm 的 1 铬 18 钛制成，尖端锐利呈铧形。双齿与移动牌两头的沟槽形成关节，上段与"伸缩力臂"相连接，左右力臂在末端通过金属环相连，金属环套在固定于移动牌竖之螺纹杆（长 4 cm，直径 0.3 cm）上，环与牌之间有套在螺纹杆上的弹簧相撑，旋转环上方的螺母时固定钳可开放合拢，即起到夹持尺骨的作用。固定钳和移动钳构成一体，能沿纵向螺旋杆上的滑槽（定向）移动，当移动到所需部位时有螺母固定。

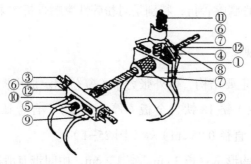

①滑动槽座　②钩形爪　③横向螺纹杆　④活节　⑤滑槽　⑥螺母　⑦纵向螺旋杆
⑧移动牌及固定钳　⑨双齿　⑩伸缩力臂　⑪竖之螺纹杆　⑫弹簧。

图 25-1　体外张力带示意图

2. 手术方法　手术采用臂丛神经阻滞麻醉。病人取侧卧或坐位，助手扶持患侧前臂，肘部皮肤常规消毒，屈肘 30° 或伸直位，术者左手拇指摸准尺骨鹰嘴骨块后向远折断端推顶矫正分离移位，其余四指握住肘前上方，在将肘后皮肤向上拉紧的情况下，右手持体外张力带，将钩形爪穿通皮肤刺入鹰嘴骨块的后方，并用左手拇、示指固定住钩形爪；右手牵拉纵向螺旋杆向下，将固定钳固定于距钩形爪 5 ~ 6 cm 的尺骨上，此时以手摸心会等手法寻查骨折断端移位情况，根据移位方向调节钩形爪的变位，使其达到满意对位，再将纵向螺杆上的螺母扭紧加压固定。无菌包扎爪孔处，肘关节屈曲 90° 位前臂悬吊胸前固定摄片检查。系粉碎性骨折，已破坏了鹰嘴骨块的完整性时，术者可一手握前臂，另一手拇、示指呈"八"字形从鹰嘴后方及两侧捏挤分离之骨块使其靠拢复位，然后在两侧挤压的情况下，把钩形爪刺入鹰嘴后方较大的骨块上。在操作的同时应使肘关节徐徐做被动伸屈活动，以使关节面挤压平整。对此种类型骨折的治疗，张力带的压力不要过大，只维持抵消肱三头肌屈肘 90° 的张应力即可。术毕鹰嘴粉碎呈横向增宽者，肘关节需屈曲 90° 位铁丝托固定；纵向延长者应小于 90° 位固定。2 周后解除铁丝托，进行肘关节伸屈功能锻炼。其他类型的骨折复位后 7～10 天，待创伤性炎症消减时进行功能锻炼。

3. 注意事项　①此法复位的要点是肘关节屈曲 30° 或伸直位。手法先矫正骨块的分离移位，其后调节钩形爪的变位，再矫正侧向移位。②注意检查固定钳及钩形爪的松紧度，从侧位 X 线片上测量移动牌上平面与固定钳尖端的垂直距离，如相距 0.6～0.8 cm 时，张力带承受的应力为 1.5～2 kg（力学测定证实），满足了固定及功能锻炼的需要。③对已破坏了鹰嘴骨块完整性的粉碎性骨折，要用"舒筋捏挤"手法，在肘关节徐徐伸屈活动下复位，一定要保证鹰嘴外形的完整性。半月切迹宁可稍微大些，也不要小，否则会影响伸屈活动。④肿胀严重者，可将患肢悬吊，内服复元活血汤，待 4～5 天肿胀消减时再行复位。⑤复位后 5 天及 2 周各拍摄 X 线检查 1 次，如有移位应及时矫正。⑥复位 7～10 天后开始肘关节伸屈功能锻炼，并调节螺母加压。⑦3～4 周局部无压痛及异常活动，X 线片显示有骨痂形成，即可解除固定，用中药熏洗。⑧严禁局部按摩，以防形成骨化性肌炎。

（二）力学原理

尺骨鹰嘴骨折都因肱三头肌的牵拉而造成骨块的断端分离，即使是膜内骨折如不很好地固定也会分离。因此，当尺骨鹰嘴骨折时，无论是开放复位还是闭合复位，都必须用不同形式的固定，其目的是防止肱三头肌的牵拉及肢体重力造成骨折的再移位，这些固定方法大部分是非生理性的。体外张力带法固定尺骨鹰嘴骨折，是将肱三头肌的牵拉力转化为骨折断端的压力（图 25-2～图 25-3），在固定期间肘关节可以进行伸屈活动，病人生活近似正常人。

体外张力带固定治疗尺骨鹰嘴骨折，钩形爪固定于骨折的近端，而固定钳夹持在骨折的远端，它们之间通过纵向螺旋杆连为一体，调节螺母时能使骨

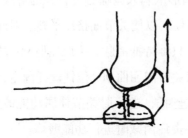

图25-2　体内张力带固定，三头肌
肌力转化为骨折端的压力

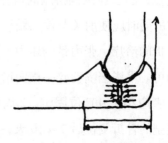

图25-3　体外张力带固定，肌力转化
为骨折端的压力，并且压力更均匀

折断端对住加压。因此，造成骨折再移位的肱三头肌的牵拉力此时已转移到纵向螺旋杆上，再通过钩形爪和固定钳转化为骨折断端的压力，对骨折的稳定及愈合起促进作用。由于将体内张力带改变为体外张力带固定，力臂加大，则骨折断端所受的压力比体内张力带固定法更加均匀，并能通过缩短钩形爪与固定钳之间的距离，增加骨折端的压力。骨折复位后，肘关节屈曲90°位前臂悬吊胸前固定10天左右，其后在30°～90°范围内进行功能锻炼，有利于尺骨滑车关节的塑形。

（三）讨论

关于尺骨鹰嘴骨折的治疗，首先考虑的应该是肘关节的伸屈功能问题，而不是骨性愈合问题。1966年Keon-Cohen提出3种类型尺骨鹰嘴骨折的治疗方法：①腱膜下型，可对症治疗或短期固定；②横断型（骨折线通过鹰嘴切迹的中央部），年轻人需要切开复位钢丝缝合固定，老年人切除折片或缝合肱三头肌膜；③粉碎型，可切除骨片。目前国内外对有移位的鹰嘴骨折多采用切开复位的固定方法，要求关节面达到解剖对位。我们认为对尺骨鹰嘴骨折的治疗，无论采用哪种方法，都必须既要达到骨性愈合，又要保证肘关节无痛、功能满意。这就要改革、创造新的治疗方法。传统手术切开复位的方法是能将关节面对齐达到解剖复位，但对粉碎性尺骨鹰嘴骨折是无能为力的，只好将骨块切除，缝合肱三头肌腱膜，这对肘关节的正常功能会造成一定的影响。术后为了避免肱三头肌紧张造成骨折的再移位，往往需要把肘关节固定于屈曲

30°～40°位或伸直位4～6周，这样势必会造成肱三头肌和肱二头肌，以及其他肘袖肌与关节囊的失用性萎缩、粘连等弊病，解除固定后需要较长时间的功能锻炼，对恢复工作或劳动影响较大。我们扬各种治疗方法之长，根据中西医结合治疗骨折"动静结合"的原则及"AO"技术张力带的原理，将以往体内张力带的方法改变为体外张力带固定骨折的方法，该法能使病人早期进行功能锻炼，消除了上述的不足，经113例的临床随访总结取得了满意的效果。

肘关节中的肱尺关节是一个单轴关节，虽然只在横轴上做伸屈活动，但伸肘时提携角达10°～15°，当肘关节屈曲至90°时此角消失，因而肱骨滑车是一中间有沟、两侧斜度不对称的滑车关节。该关节在强有力的关节囊、尺桡侧副韧带的作用下，可以达到一定的稳定性，当肘袖肌参与时，肱尺关节才达到较高的稳定程度，在肘关节屈曲至90°位时，尺骨滑车切迹与肱骨滑车对合最紧密，这时侧副韧带的后纤维紧张，前有肱二头肌，后有肱三头肌将肱尺关节包绕，故此关节表现出最大的稳定性。因此，复位后的鹰嘴骨折体外张力带固定于屈肘90°位，既用利于骨折的稳定及塑形，又可使肘关节的提携角恢复至正常角度。而尺骨鹰嘴骨折伸直位固定的治疗方法，不能对尺骨滑车切迹进行良好的塑形，病人也不能进行早期合理的功能锻炼，故常留有后遗症。

20世纪70年代末，有学者采用切开复位张力带内固定治疗尺骨鹰嘴骨折，1989年康发军等用"可抽出张力带钢丝固定治疗尺骨鹰嘴骨折"（报道了10例）。这种方法解决了骨折的复位和关节面的塑形，病人能早期活动，减少了后遗症的发展。但上述方法仍需开放复位及二次手术，延长了治疗时间，增加了病人的痛苦和感染机会。采用体外张力带治疗尺骨鹰嘴骨折，不仅消除了上述不足，而且可以随意调节钩形爪的变位，既提高了复位的准确度，同时还可以根据骨折类型及复位后的时间增加骨折断端的压应力，促进骨折的愈合。由于将尺骨背侧的体内张力带移至体外，这样就加大了折端的生理性应力刺激，根据临床观察和生物力学测试，肘关节在屈伸30°～90°的范围活动时，骨折断端仍保持上述应力刺激，不仅加速了骨折愈合，而且矫正了骨折的残余移位和关节面的"台阶"使其平整。

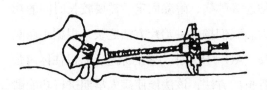 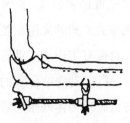

图 25-4　骨折线由外上向内下斜进钩法　　图 25-5　骨折线由前上向后下斜进钩法

　　体外张力带的钩形爪使用时究竟置于骨折块的何部位为宜，从临床观察和生物力学原理方面，可根据骨折类型和骨折块受张应力的中心点灵活变通。如横断骨折的中心点为鹰嘴后的最高点，摸准确后将钩形爪抓住即可达到复位加压的目的。斜形骨折可根据斜面的方向以及加压固定的力学原理，而确定钩形爪的着力点。如折面系由上前方向后下方呈冠状斜面时，其进爪点为鹰嘴后最高点的后下方，并将钩形爪通过活节背伸 25°～30° 位抓入骨块上，则张力带的拉力方向是向前下的，抵消了肱三头肌及其他肌肉引起骨折移位的张应力，使其折片嵌紧，不致再移位（图 25-4、图 25-5）。因粉碎性骨折一般三头肌腱膜附着于鹰嘴顶端处的骨块较大，故可抓住较大的骨块，其他骨片因有骨膜及软组织相连，以手法捏挤使其靠拢维持复位。经随访证实，该方法比手术切除骨块腱膜缝合的效果要好，21 例粉碎性骨折病人均恢复了功能。由于本法能早期活动，故既能促使折片逐渐向原位转移靠拢（X 线片证实），又使关节面得到早期模造平整，减少创伤性关节炎的发生。临床上应注意复位后的侧位 X 线片，半月切迹略大者，关节功能恢复较好，小者会影响伸展功能。因此，如发现此种情况，应及时矫正。

二十六、闭合复位内固定法治疗新鲜肩锁关节全脱位

肩锁关节全脱位是运动系统常见伤病。以往我们采用单纯闭合复位经皮"肩峰－锁骨"双枚钢针固定治疗，去除钢针后有一定的脱位复发率。后来加用经皮缝合肩锁关节囊的方法，脱位复发率有所降低。近年来，我们在这两种治疗方法的基础上，采用经皮"锁骨－喙突"空心螺钉固定收到了满意的疗效。

（一）手术方法

1.闭合复位经皮"肩峰－锁骨"双枚钢针固定　经皮触摸呈扁薄弧形的肩峰外缘，按长度均分为4份，标记其3个分界点，由前向后的第1、第2分界点分别作为2枚钢针的进针点。经皮扪及脱位的肩锁关节，用针刀自肩锁关节间隙刺入，挑拨嵌夹于其间的关节软骨盘等组织。病人屈肘90°、肩关节屈曲30°，上臂略内收，一助手将肘关节顺上臂轴线向后上方推顶，另一助手双手拇指将翘起的锁骨外端向前下方推按，复位肩锁关节。术者手法检查肩峰及锁骨外端前缘连成一凸向后的平滑曲线，证实复位成功，迅即以直径2.0 mm的克氏针经皮钻入第1个进针点，抵达肩峰骨质后感觉有明显阻力，瞄准锁骨外端方向钻入，突破骨皮质。放松复位手法，锁骨外端不再翘起，手法检查肩峰及锁骨外端前缘连成的平滑曲线并经手提X线机透视证实肩锁关节复位良好。同法于第2进针点钻入另1枚直径2.0 mm的克氏针，与第1枚克氏针在水平面交叉约10°。

2.经皮"锁骨－喙突"空心螺钉固定　经皮触及肩胛骨喙突，向上至锁骨外端引一垂线，将此垂线与锁骨外端的交点作为空心螺纹钉的进钉点。取直径2.5 mm的克氏针安装于手摇钻或电钻上，经皮粗略测量喙突至进钉点的

长度，手摇钻或电钻前端斯氏针外露长度与此长度相等。于进钉点瞄准喙突方向钻入克氏针，克氏针穿过锁骨两侧皮质时均有突破感，穿过锁骨下侧皮质后缓慢、平稳进针，到达喙突后阻力明显增加，钻入深度约 0.5 cm 时停止，勿钻透喙突下侧皮质。于克氏针皮肤进针点处切开皮肤长约 0.5 cm 退出克氏针，顺针道插入直径 1 mm 的导针，测量针道长度，选用直径 3.5 mm 的空心钛制自攻螺纹钉，螺钉长度比针道长度大 2 mm，顺导针拧入空心螺钉，到达喙突后手感阻力明显，拧入螺钉全长后觉力量可靠，提示操作成功，退出导针。X 线机透视证实螺钉位置满意，进钉点皮肤缝合 1 针。

3. 经皮缝合肩锁关节囊　用自制弯针引双 10 号丝线经皮"8"字缝合撕裂的肩锁关节囊及韧带，线结留于皮下，术区无菌包扎。

4. 术后处理　以上臂固定带固定上臂于中立位、贴于侧胸壁，腕颈带悬吊前臂于屈肘 90° 位。术后 2 周，解除上臂固定带，保留腕颈带，行主动肩关节屈伸活动，前屈、后伸各约 45°；术后 4 周，去除腕颈带，加大肩关节活动范围；术后 8 周，取出内固定钢针及螺钉，进一步加大肩关节活动范围，尤其是外展、上举活动。

（二）讨论

肩锁关节全脱位的治疗方法较多，非手术疗法有 60 余种，手术方法多达 70 种。近年来推出的锁骨钩钢板能够维持垂直和水平两个方向的稳定，在肩锁关节脱位治疗中取得了令人满意的效果；但钢板钩部对软组织和骨膜的反复压迫可引起疼痛，钢板或钛板价格昂贵，通常还需要再次手术取出，整体治疗费用高，尤其在经济欠发达地区不易推广。经皮"肩峰－锁骨－喙突"三联固定治疗新鲜肩锁关节全脱位，综合了闭合复位与切开复位的优点，创伤小，费用低，不影响美观；内固定牢靠，为肩锁关节囊、韧带的修复提供了稳定的环境；掌握了手术指征及闭合穿针的操作技巧，使手术风险极低；只要对病人提供科学的术后康复训练指导，就能避免术后肩部功能障碍，取得满意的治疗效果。

二十七、闭合穿针并小切口植骨治疗伸直型桡骨远端骨折

桡骨远端骨折是骨伤科临床常见病，其中以伸直型损伤最为多见，其最常见的并发症是桡骨的短缩成角畸形愈合。近年来，闭合复位经皮穿针固定的方法在该类型骨折治疗中的应用取得了较好的疗效，但对于部分粉碎较重、背嵌插较大及伴有骨质疏松的老年病人，虽然早期可达到良好的对位，但后期多出现不同程度的桡骨短缩及掌成角畸形。我们在采用闭合复位经皮穿针方法的基础上，通过背侧小切口植骨充填骨折复位后形成的缺损的方法治疗伸直型桡骨远端骨折，取得了满意的疗效。

（一）操作常规

1. 手术方法　手术采用臂丛神经麻醉，上臂中段上止血带止血，常规消毒术区皮肤，铺无菌巾单。前臂中立位，屈肘90°，两助手分别握肘部及手部行拔伸牵引，恢复桡骨的长度。术者采用手法恢复桡骨的掌倾角及尺偏角，复位成功后维持复位，另一助手取直径 2 mm 或 2.5 mm 的克氏针自桡骨茎突远端进针，斜向尺近端穿透桡骨近端尺侧骨皮质固定，一般用两枚克氏针，影响关节面的粉碎骨块可用直径 1.5 mm 的克氏针固定。如桡骨远端关节面有塌陷，则采用透视下定位，经皮撬拨复位法撬起塌陷的关节面。关节面基本平整后，被动行腕关节屈伸活动，进行关节面磨造，消除关节面残余移位；另取 1 枚克氏针自尺骨小头稍近端尺侧横向进针，通过下尺桡关节，至桡骨远折端固定，横向克氏针尽量贴近桡骨远端关节面。复位固定满意后，取桡骨远端背侧正中偏桡侧纵向切口，自关节面上 3～4 cm，向下至关节面水平，于桡侧腕长短伸肌间进入，切开部分伸肌支持带，暴露桡骨背侧骨折端，探查断端骨缺损

的大小，取自体髂骨，修成楔状，部分剪成小块状。小的松质骨块植入断端缺损处，楔形骨块植入背侧支撑背侧皮质。冲洗后缝合切口，无菌包扎。

2.术后处理　术后短臂石膏夹固定于腕关节轻度掌屈尺偏位，注意保持针道及切口干燥清洁，适当应用抗生素预防感染。术后即可行主动指间关节及肘肩关节功能锻炼，两周后改中立位固定。术后 4 ~ 6 周去除外固定及通过下尺桡关节横向克氏针，行腕关节屈伸及前臂旋转功能锻炼，其余克氏针于术后 8 ~ 10 周视骨折愈合情况取出。

（二）讨论

桡骨远端骨折的治疗目的是尽可能恢复关节的解剖结构及关节面的平整，尽量做到微创、解剖复位、相对稳固的内外固定、早期的功能锻炼。伸直型桡骨远端骨折的传统治疗方法为手法复位夹板或石膏外固定。通过骨折端周围关节囊及韧带的牵拉和软组织的软夹板作用，早期可获得解剖或近解剖复位。最大限度地减少对关节囊及韧带组织的医源性损伤，可使复杂骨折简单化。但复位后单纯外固定不能很好地维持复位，后期桡骨常出现短缩式掌成角。超关节外固定支架对预防骨折断端的短缩有较好的临床疗效，但超关节支架可影响腕关节的早期活动。切开复位固定的方法可达到良好的复位和较牢固的固定，但创伤大，组织损伤重。手法复位经皮穿针固定的方法创伤小，国内外学者尝试了多种方法，包括经桡骨茎突穿针、尺骨茎突下穿针横穿尺桡骨、经下尺桡关节穿针、经骨折间隙进针固定术。

治疗桡骨远端骨折时，对于短缩畸形未纠正、尺偏角或掌倾角未恢复者，可形成骨性功能障碍，即使进行积极功能锻炼也很难达到理想的功能状态。伸直型桡骨远端骨折复位后采用外固定，后期常出现桡骨短缩式的掌成角。为了解决单纯外固定的缺陷，采用桡骨茎突穿针及尺骨茎突下进针，经过下尺桡关节的方法对桡骨远端进行有效的固定支撑，以防止桡骨短缩。在临床观察中发现，对于背侧粉碎严重或伴有骨质疏松的病人，早期可有效维持复位，但下尺桡关节固定 4 ~ 6 周去除固定针后，后期仍可出现短缩式向掌侧成角。而延长下尺桡关节的固定时间，会出现内固定的松动甚至脱落，导致内固定失效，还可使前臂旋转功能的恢复不良。综合上述情况，我们认识到桡骨远端背侧缺乏必要的支撑使背侧的稳定结构破坏是引发桡骨短缩的主要原因。因此在手法复位经皮穿针固定的基础上，通过背侧小切口自体骨植骨，行局部缺损充填及背侧缺损皮质重建的方法，来恢复桡骨远端背侧结构的完整性，增加局部的骨量，使骨折端相对更加稳定，有利于骨折的愈合，缩短骨折愈合的时间，并使病人能够进行早期的功能锻炼，促进腕关节的功能恢复。

应用时注意事项：①复位时牵引力量要到位，争取一次复位成功，反复复位可加重折端原有稳定结构的破坏，使断端稳定性更差。②穿针过程中，通过下尺桡关节的克氏针在经过桡骨远端时要尽量贴近关节面，因为此部位骨质相对较硬，支撑力较强，同时可以对塌陷关节面进行支撑，又可避开骨折端，不会影响到植骨的操作过程。③植骨过程中要注意骨缺损处的植骨要充分，植骨块要与背侧皮质平齐，并且不要太靠近远端，以免影响背侧肌腱的滑动。有关节面塌陷压缩的，撬拨复位时要轻柔，对撬拨后的骨缺损区采用颗粒状松质骨填充以防止关节面的再次下沉。④术后通过下尺桡关节横向克氏针固定时间不宜过长，以4～6周为宜，过长时间的固定可导致前臂旋转功能恢复不良。闭合穿针并小切口植骨治疗桡骨远端骨折手术前后X线表现见图27-1。

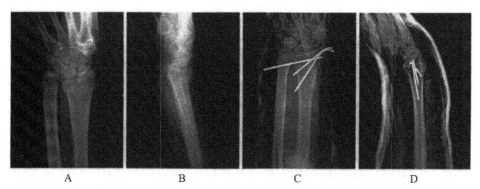

A. 术前正位片示桡骨远端骨折，桡骨短缩明显；B. 术前侧位片示桡骨远端骨折背侧压缩嵌插；C～D. 术后正侧位片示桡骨远端骨折术后，复位好，无桡骨短缩及掌倾角，尺偏角的减小。

图27-1　手术前后X线表现（女，55岁，右桡骨远端骨折）

二十八、科利斯骨折闭合复位外固定体位

　　科利斯骨折（Colles 骨折）为骨伤科常见病、多发病，临床常采用手法复位石膏或小夹板外固定治疗，随着对该病治疗方法研究的深入，对该类型骨折复位后的外固定方法产生了各种不同的观点，特别是在闭合复位外固定后腕关节的体位问题上，更是存在很大的分歧，许多学者主张腕关节处于掌屈位、中立体，亦有学者主张固定于背伸位。我们在多年临床治疗观察的基础上，对腕关节生理解剖、病理解剖、生物力学特点进行了深入研究，经临床反复验证，认为科利斯骨折的外固定采用掌屈位更符合局部的生物力学特点，更有利于腕部功能的恢复。

　　科利斯骨折发生时，腕关节处于背伸位，桡骨远端掌侧受拉伸力作用，背侧受压缩力作用，故背侧常见粉碎性小骨块或表现为骨质的嵌插，这在老年病人中表现非常典型。当骨折复位后，掌侧常可达到准确对位，而背侧则因骨质压缩不能完全矫正，形成一个由背向掌的楔形骨质"丢失区"，X 线表现为背侧折线较掌侧宽，或形成密度明显减低的区域，即背侧骨质对复位后的骨折的支撑作用明显减低，这就存在着一个潜在的再移位因素，而掌屈位固定在背侧形成了拉力作用、在掌侧形成压力作用，有效对抗远骨折端向背侧移位，这是一种逆损伤机制的固定方法。

　　当损伤发生时，伴随骨质的断裂，掌侧骨膜等组织亦发生完全或不完全断裂，并随骨折的移位而出现分离或拉长；背侧的骨膜等组织因骨质的嵌插出现松弛、卷曲，当远骨折端出现向背侧明显移位时，由于背侧骨膜与伸肌腱鞘结合紧密，常不发生断裂，而只形成近骨折端骨膜一定范围的剥离。骨折复位后背侧骨膜处于紧张状态，并且由于水肿，张力较正常时增大，始终存在着将桡骨远骨折端背侧拉向近端的趋势，掌侧骨膜只是松散地对合，没有任何张

力，要使其得到良好的修复，只有在掌屈位时才能为掌侧骨膜提供良好的修复条件，同时将背侧骨膜拉伸至正常长度并持续抵消其拉力。

在科利斯骨折复位过程中，对抗牵引时骨膜、肌腱受到强烈的拉伸，对骨折端形成有力的夹束作用，即"软夹板"作用，促使骨折的复位，复位后楔形骨质"丢失区"内存在许多游离的小骨块，其余空间由血肿充填，不能形成有效的支撑，一旦受到挤压力则骨块会连同血肿溢出骨折端，充填到松弛的骨膜下。掌屈位固定时，背侧的骨膜、肌腱仍然保持一定张力，对骨折端背侧的夹束作用仍然存在，不仅能使背侧的碎骨块在正确的位置愈合，而且由于骨膜紧张时与背侧骨质紧密相连，排出了留存其中的血肿，避免了广泛的骨膜下化骨对腕背侧肌腱滑动造成阻碍。

屈腕时，腕骨围绕月骨及头状骨在额状轴呈铰链状运动，头状骨和月骨分别均向掌侧倾斜并略后移，此时月骨远侧凹面向前略有倾斜，而近侧面向后略有滑出，仅前半部分与桡骨凹面嵌合，此时由腕骨传导的对桡骨远端关节面的压力位于桡骨远端前侧；伸腕时则正好相反。因此，当屈腕位固定时由腕骨传导的对桡骨远端关节面的压力作用在骨折端支撑作用良好的掌侧，与背伸位时正好相反。

桡骨远端与腕骨间有广泛的韧带、关节囊连接，腕关节屈伸活动时，只在很小的范围内韧带与关节囊是无张力的，一旦超出该范围，则腕骨与桡骨远端由于韧带的紧张作用形成"一体"，屈伸腕的力量沿桡骨上传达骨折断端形成剪撬力，掌屈时这种剪撬力作用于骨折端形成与损伤发生时完全相反方向的力，增加了骨折的稳定性。

科利斯骨折有多种骨折类型，骨折断端无粉碎性骨块或骨质嵌插者，复位后骨折的稳定性好，对于外固定的体位要求并不严格，但对于骨折断端存在不稳定因素时，外固定就显得十分重要。仔细分析其他两种体位固定的特点，可以得出这样的结论：由于失去了掌屈位固定时对骨折端的稳定作用，甚至对骨折端的稳定形成负面影响，所以骨折端的稳定则更多依赖于其他措施，如通过纸压垫的作用增强夹板对骨折端的效应力。丰建民等则采用了特殊的石膏塑形方法以防骨折的成角与短缩，并对赵定麟方法分型中的四型骨折进行辅助牵引固定；Bohier 在 1919 年虽然指出了腕关节固定于掌屈尺偏位，有压迫正中神经的危险，但采用其主张的伸腕、中度尺偏位方法固定不稳定的粉碎性骨折易出现再移位；Lidstrom 在 1959 年针对这个问题提出了一个"先掌屈，骨折稳定后再中立位"的折中的方法，其亦是支持掌屈位固定。这些方法由于过多地依赖外固定对骨折局部的效应力，因此对外固定的要求非常严格。外固定略微松动即可导致骨折的明显移位，而过紧的外固定又可带来诸多并发症，对于门诊治疗的病人，医生与病人都很难把握准确的尺度，常导致骨折不能维持复位后的位置或反复的复位与固定。掌屈位固定时，即使病人复诊时外固定已部分松动，但只要病人能正确维持掌屈尺偏的体位，一般不会造成明显的再移位。因为在骨折复位后尚未进行外固定时，我们经常采用托起近骨折端，利用手的重力作用保持腕部的掌屈尺偏位的方法，去维持复位后的骨折对位。但对于掌背侧骨皮质均呈粉碎状态，骨折失去了自身的稳定性时，用石膏进行良好的塑形达到自身牵引作用，以防骨折端短缩是必要的。我们所采用的掌屈位不是极度的屈曲位，而是屈曲 25°～40°，不会对掌侧组织造成继发性损害，由于没有过度紧固的外固定，不仅不会对正中神经形成威胁，亦避免了局部的压疮。并且这种体位符合前臂悬吊于胸前时的自然体位，病人没有强迫感。另外，由于掌屈时腕背侧骨膜、肌腱均处于紧张状态，骨膜下不易形成血肿小的碎骨块移位，因腕背侧新的血肿及移位的小骨块将形成局部的不平整，影响肌腱的滑动，甚至造成自发性断裂；紧张的肌腱进行活动时可进一步祛散骨膜下血肿、抚平尚未完全复位的碎骨块，并能对已遭到破坏的骨纤维管进行早期塑造，以利于手部功能的恢复。

二十九、巴顿骨折损伤机制及其诊治

巴顿骨折（Barton 骨折）是骨伤科临床上较少见的关节内骨折，占桡骨远端骨折的 0.7% ~ 10.7%。早期若处理不当，将造成患腕功能的永久性障碍。我们采用闭合复位石膏夹外固定或经皮穿针内固定法治疗，效果满意。

（一）操作常规

1. 闭合复位石膏夹外固定　病人取坐位，前臂中立位。另一助手握持患肢前臂上段，另一助手握持手指，行对抗拔伸牵引，并将患腕轻度背伸。术者两手掌基底部置于骨折处掌背侧相对挤按，使掌侧缘骨片复位。然后维持复位下，嘱远端助手轻轻将患腕关节掌屈、背伸、尺偏及桡偏活动数次，以促进关节面整复平整。用从前臂中段至掌横纹的掌背侧石膏夹固定患腕于前臂旋后腕关节轻度背伸位。

2. 经皮穿针内固定　手术采用臂丛神经阻滞麻醉，前臂旋后位。骨折复位后，无菌操作下，助手取一枚 2.0 mm 的克氏针自患腕掌侧横纹正中桡侧 0.5 cm 处穿入皮肤，缓缓进针至触及骨质后，在矢状面上与桡骨纵轴线呈 60°角进针，直至穿透桡骨近折端的背侧骨皮质。再取一枚 2.0 mm 的克氏针自桡骨茎突掌侧桡动脉搏动处桡侧 0.3 cm 穿入皮肤。触及骨质后在矢状面上与桡骨纵轴呈 60° 角，在冠状面上与桡骨纵轴呈 45° 角进针，直至穿透桡骨近折端的尺、背侧骨皮质。针尾屈曲 90° 剪断，残端留于皮外，无菌纱布包扎针尾。掌背侧石膏夹固定于腕关节旋后轻度背伸位。

3. 术后处理　整复固定后当日即可行患指的屈伸活动。经皮穿针内固定者，常规口服抗生素 3 天以预防感染。固定 4 周后拔除克氏针，解除外固定，行患腕全面的功能锻炼。

（二）讨论

巴顿骨折是指桡骨远端涉及关节面的骨折合并桡腕关节半脱位，属不稳定性关节内骨折，多不易维持固定，整复后容易再移位。长期以来，对于此类损伤的创伤机制、复位方法、固定体位等争议很大。我们通过长期的随访观察，对于此类损伤的产生、发展及预后都有了较深刻的认识。

1.创伤机制　由于桡骨远端特殊的解剖结构及损伤时瞬间的外力作用不同，导致了每个具体损伤的创伤机制各不相同。导致背侧巴顿骨折的创伤机制有两种：①跌倒时腕背伸，前臂旋前，手掌着地，身体向下的重力与地面的反作用力在桡骨下端关节面的背侧缘形成剪力，加之掌倾角的存在，对腕骨具有阻挡作用，而发生桡骨远端背侧缘骨折脱位。这种由直接暴力导致的背侧巴顿骨折称为背侧巴顿骨折Ⅰ型。②跌倒时，前臂旋后，腕掌屈，手背着地，部分病人桡骨远端掌侧缘的骨质较坚强而未发生劈裂骨折，由于桡腕背侧韧带的牵拉作用，在桡骨远端背侧缘发生撕脱骨折。此类损伤由间接暴力所致的背侧骨折称为背侧巴顿骨折Ⅱ型。同样，导致掌侧巴顿骨折的创伤机制也有两种：①前臂旋后，腕掌屈，手背着地，身体的重力与地面对身体的反作用力交汇于桡骨远端掌侧缘，产生近排腕骨对掌侧缘骨质的强大冲击力而发生掌缘骨折，称为掌侧巴顿骨折Ⅰ型。②前臂旋前，腕背伸，手掌着地，由于坚强的桡腕掌侧韧带的牵拉而造成掌侧缘撕脱骨折，即掌侧巴顿骨折Ⅱ型。

2.创伤解剖　背侧巴顿骨折Ⅰ型是由于近排腕骨撞击而致的骨折，骨折块与近折端之间的骨膜及软组织是完整的，而桡腕掌侧韧带已受到损伤或发生断裂，失去其完整性。此类损伤的特点是腕背侧骨质连续性破坏，掌侧软组织连续性破坏。背侧巴顿骨折Ⅱ型是撕脱骨折，骨折块与近折端之间软组织合页已遭到严重破坏，失去其完整性，而桡腕掌侧韧带未受到损伤。本型特点是腕背侧骨质及软组织连续性均已破坏。同样，掌侧巴顿骨折Ⅰ型的创伤解剖特点是腕掌侧骨质断裂，背侧软组织损伤；掌侧巴顿骨折Ⅱ型则是掌侧骨质及软组织均遭到损伤，而背侧是完整的。

3.诊断分型　根据此类损伤的创伤部位、创伤机制、创伤解剖不同，把掌、背侧 Barton 骨折各分为两型：背侧巴顿骨折 I 型为腕背伸位损伤，背侧骨折块较大且向近端背侧移位，部分病人可于腕掌侧出现擦皮伤，移位严重者出现正中神经损伤症状，此型较多见。背侧巴顿骨折 II 型为腕掌屈位受伤，骨折块较小且向远端背侧移位，此型极少见。掌侧巴顿 I 型为腕掌屈位受伤，骨折块较大，甚至达到关节面的 1/2 以上，骨折块向掌、近侧移位明显，此种类型最多见。掌侧巴顿骨折 II 型为腕关节背伸损伤，骨折块一般较小，此种类型较多见。

4.治疗方法　背侧巴顿骨折 I 型及掌侧巴顿骨折 II 型均为腕关节背伸位损伤，根据逆创伤机制复位固定的原理，闭合复位后应用前臂掌、背侧石膏夹固定患腕于轻度屈曲中立位。因为前者的腕掌侧稳定结构已遭到破坏，固定后不仅使背侧的软组织合页紧张以维持骨折复位，并且可以放松掌侧已损伤的软组织，使断裂的桡腕掌侧韧带及关节囊在对合良好的条件下顺利修复，有利于腕关节功能的早期恢复。若将此类骨折固定于背伸位，由于腕骨对背侧骨块的推顶作用，易于使骨折移位，而且损伤的掌侧桡腕韧带及关节囊对合不好，修复时间长，质量差，晚期易出现腕关节掌侧的疼痛及不稳。对后者来说，可以放松桡腕掌侧韧带及关节囊，消除促使骨折移位的因素，使骨折在复位后的位置上顺利愈合，有利于患腕功能的恢复。而背侧巴顿骨折 II 型及掌侧巴顿骨折 I 型均为腕关节掌屈位损伤，骨折整复后应固定于前臂旋后腕背伸位。这样，对于前者可以放松背侧的桡腕韧带及关节囊，消除促使骨折移位的因素，使骨折顺利愈合。对于腕背侧稳定结构已受到破坏的后者来说，则可以兼顾到腕掌侧的骨折与背侧的韧带损伤，拉紧掌侧的桡腕韧带及关节囊，使骨折对合紧密，顺利愈合，且使背侧损伤的桡腕韧带及关节囊松弛，对合良好，以保证其在无张力条件下顺利地修复，避免掌屈位固定所导致的骨折移位及腕背侧软组织修复质量差、晚期腕关节疼痛及不稳定等问题，有利于患腕功能的恢复。至于部分闭合复位外固定后出现再移位者，则多由于骨折块较大，近折端残留的关节面不足以容纳近排腕骨并保持其稳定，而致使近排腕骨推顶骨块移位。对此，可于闭合复位后经皮穿入两枚克氏针以固定骨块，再将患腕固定于相应体位。

三十、闭合穿针皮外缝合法治疗垂状指

我们采用闭合穿针皮外缝合法治疗垂状指，临床观察及随访结果表明，效果较为满意。

（一）操作常规

1.手术方法　病人取坐位或仰卧位，常规消毒，铺无菌巾。指根麻醉生效后，取1枚直径1 mm的克氏针穿入末节指间关节尺背侧或桡背侧，将回卷、嵌入关节内的肌腱及关节囊挑出理顺。维持末节指间关节于伸直位或轻度过伸位，另取1枚直径1 mm的克氏针由指端缓缓穿入末节指骨，达末节指间关节近侧1.0～1.5 cm。用4号丝线在末节指间关节背侧经皮交叉缝合断裂的肌腱及关节囊，并分别拉紧打结（图30-1）。对1周以上就诊的垂状指，先用自制小针刀于原创面处扩新造成新鲜创面，再采用上述方法治疗。

2.术后处理　一般术后3周拆线，4周拔除克氏针，进行关节屈伸活动。

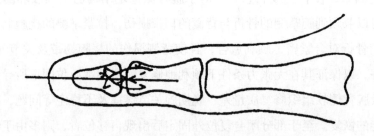

图30-1　闭合穿针皮外缝合治疗垂状指示意图

（二）讨论

垂状指大多数是由于末节指间关节背侧处的伸指肌腱及关节囊损伤所致。由于关节腔内的负压作用，断裂的肌腱及关节囊回缩的同时部分被吸入关节腔内。若不能将此理顺，而仅将末节指间关节过伸位固定，后期势必导致肌腱及关节囊的挛缩，使断端间增加大量的瘢痕组织而影响功能活动。闭合穿针皮外缝合法，是利用克氏针挑拨理顺回缩的肌腱及关节囊断端，采用皮外缝合牵拉两断端使之相互对合，有效地防止了肌腱及关节囊晚期挛缩，使断裂组织能在正常位置上愈合。而闭合穿针内固定能牢固维持复位后的位置，为肌腱及关节囊的修复提供了有利条件。

临床观察认为，凡损伤部位在末节指间关节背侧、局部无感染、就诊时间在 3 周以内者，均可使用本法。而且就诊时间越早，治疗效果越好。但临床应用时应注意：①在将关节背侧组织挑拨理顺后，应保持末节指间关节伸直或轻度过伸位，切忌屈曲关节，以免关节囊及肌腱断端在关节由屈曲位伸直时被重新嵌入关节内。②两缝线夹角以 60° 为宜，夹角过大，纵向拉力小；反之，缝合范围小。③缝合时紧贴骨膜，缝线结要打紧。④扩新要彻底，对肌腱断端及周围软组织充分扩新，造成新鲜创面，以达到重新愈合的目的。

三十一、肱骨外髁骨折的微创治疗

肱骨外髁骨折是儿童肘关节损伤中较常见的骨折类型，约占儿童肘部损伤的12%，属关节内骨折，其中Ⅲ、Ⅳ型肱骨外髁骨折骨块移位较大，其损伤程度较重，并发症及后遗症发生概率高。采用手法复位，经皮穿针内固定结合铁丝托外固定的微创方法治疗，取得了满意的疗效。

（一）操作常规

1. 手术方法　对于Ⅳ型损伤病人早期即行肘关节脱位手法复位，复位后拍片示肱骨外髁骨块有翻转移位，给予屈肘90°位行石膏托固定，所有病人于伤后肘部肿胀基本消退、组织张力不大的情况下进行手术，其中年龄稍大可配合手术的病人采用臂丛神经阻滞麻醉，体位取端坐位；年龄稍小不能配合手术的病人则采用静脉全身麻醉，体位取仰卧位。

以右侧患肢为例，首先用拇指采用轻柔的手法对肘关节外侧进行揉按以祛散外侧血肿及松解外侧的挛缩组织，使拇指清楚地摸清肱骨远端外侧皮质、骨折断面及肱骨外髁骨块的断面、滑车端及外侧面，以确定骨块翻转的方向，一助手握持上臂近端，术者立于患侧，右手握持病人的手及腕部，首先左手拇指应用手法纠正肱骨外髁骨块的翻转，将肱骨外髁骨块的断面面向近端，滑车缘位于内侧，并将骨块推于肘关节的前方。左手拇指置于骨块的前侧向后侧扣挤，以防止骨块再次旋转，并于骨块内缘处（即滑车端）向后内侧挤压，同时肘关节于半伸位（130°～150°）情况下内翻肘关节，开大肘关节外侧间隙。同时拇指加大对骨块内后缘的挤压力度，使骨块内侧缘向内后侧旋转，使其内缘部分首先进入关节腔，屈腕并屈伸肘关节的同时进行前臂的旋转活动，加大拇指的挤压力度，使骨块在前臂伸肌的牵拉及拇指挤压力的作用下回纳于关节腔内，骨块回纳时有弹响或有滑落感，此时使骨折类型变成无翻转的肱骨外髁骨折，同时屈曲并外翻肘关节，前臂旋后位，腕关节背伸位，前臂向后方推挤，拇指自外前向内后侧挤压骨块复位，手法触摸肱骨外髁外侧及后侧骨皮质连续光滑，无台阶感，骨折线消失，被动进行肘关节屈伸活动时，肘关节无摩擦感及弹响则取两枚直径 1.5 mm 的克氏针于肱骨外髁外侧骨骺线上方进针，以固定肱骨外髁骨块（如果骨块所带有的骨皮质较小的情况下，克氏针则要经过骨化中心固定），克氏针穿透近端对侧皮质。结合 X 线机透视证实骨折复位良好，正位下肱骨外髁骨化中心影呈椭圆形，侧位下呈半球形，克氏针固定有效后将针尾打弯、剪短，留于皮外，无菌包扎，铁丝托外固定前臂于旋后位，肘关节屈曲于 60°~90°。

2. 术后处理　术后麻醉消除后均可行患侧腕及手指的屈伸功能锻炼，所有病人均常规应用抗生素 4~7 天，定期针孔处换药，外固定铁丝托于术后 3~4 周后去除，鼓励病人行肘关节主动屈伸及前臂旋转功能锻炼。术后 6~8 周后视骨折愈合情况去除内固定克氏针，如果肘关节屈伸及前臂旋转活动受限范围较大则需要病人家属对病人进行被动功能锻炼。禁止对肘关节周围进行推拿揉按，以防止发生骨化性肌炎，影响肘关节活动。

（二）讨论

肱骨外髁骨折属 Salter Ⅳ型或 Salter Ⅱ 型骨骺损伤，治疗上对位的要求高，尽量要求达到解剖复位，对于骨块移位小于或等于 2 mm 的骨折，愈合后肘关节功能恢复无明显影响。治疗方法的选择上对于 Ⅰ 型完全无移位的骨折，可行单纯的外固定治疗；对于 Ⅱ 型骨折和骨块有轻度移位的骨折，有学者推荐采用手法或针拨复位加经皮钢针固定；对于 Ⅱ 型、Ⅳ 型骨折，骨块完全移位并有翻转，整复难度及骨折不稳定性增加，是手术切开复位内固定的绝对适应证。

肱骨外髁骨折的切开复位内固定在直视下复位固定骨块，可以取得骨块的良好复位与固定，但手术过程中暴露骨块及复位时往往需要对骨块周围组织进行剥离，软组织损伤广泛，对骨块的血运造成一定的破坏，后期可能出现肱骨外髁生长的紊乱，部分病人可出现肱骨外髁的轻度隆突。另外，由于儿童肱骨远端未发育完全时有较多软骨覆盖，手术过程中骨块周围软组织剥离后软骨面的暴露与关节面软骨外观非常接近，使骨块的解剖标志不明显，给复位带来一定的困难。术中对伸肌止点的剥离可对后期伸肌力量造成一定的影响。

手法复位不需要切开软组织，不需要对骨块周围的软组织进行剥离，最大限度地保护了骨块的血运，并且不破坏伸肌止点，不会影响到伸肌的力量。

采用手法复位肱骨外髁骨折的关键是如何使翻转移位的骨块回纳于关节内，肱骨外髁骨块翻转移位后骨块多位于肱桡关节外侧，并有三种不同程度的旋转。另外，骨块复位要通过关节囊的破裂口，在进行手术切开复位内固定的过程中我们发现有翻转移位的骨折，关节囊的破裂口位于前侧，一般后侧关节囊完整。在进行手法复位过程中首先要将骨块周围的血肿祛散，使术者可以确切地感知肱骨外髁骨块的具体旋转方向，可以确定骨块滑车端即骨块的内侧缘。对于伤后时间超过1周的病人，组织开始出现挛缩，伸肌紧张，影响骨块复位时可在拇指按住骨块的同时，反复内翻肘关节，拉伸外侧挛缩的组织，以使骨块自身有较大的活动范围。将前臂置于旋后位，松弛前臂伸肌群，增加骨块的活动度。

采用手法于关节外纠正肱骨外髁骨块旋转后用拇指向前侧推挤，将骨块推向肘关节前侧后并扣挤住，将骨块的翻转移位变成简单的向前移位，扣挤后将骨块的内侧缘向内后侧推挤，让骨块内侧缘首先到达关节囊破裂口处，肘关节半伸位并使肘关节内翻开大关节囊破裂口，同时拇指继续向内侧挤按骨块内缘，并旋转前臂，使伸肌牵拉带动骨块复位。骨块回纳于关节内后，存在的残余移位多向外侧及前侧移位，可通过手法进一步调整复位。复位时为防止破裂的关节囊回吸入关节腔内影响骨块复位，在骨块回纳于关节腔后行多次的肘关节屈伸活动，可将夹入关节内的软组织挤出，还可以检查复位的效果。屈伸活动有弹响说明关节面不平，有台阶存在，多为骨块内移造成，内移后造成骨块内端与滑车关节面重叠，使骨折端的间隙增大，使骨折不愈合的风险增大，以致影响肱骨远端发育。骨块复位后，采用直径1.5 mm的克氏针固定，可有效维持复位，且不影响骨骺的发育。术后固定于旋后位可松弛前臂伸肌，并且使桡骨小头对肱骨外髁的挤压力量较均衡，进一步维持骨块的稳定。

三十二、尺桡骨干中上段双骨折手法治验

正常情况下，尺骨是前臂的轴心，尺、桡二骨通过上、下桡尺关节与骨间膜相连，桡骨绕尺骨旋转，自最大旋前位转至最大旋后位，约有150°旋转范围。旋转运动是前臂特有的属性，决定了旋转移位是尺、桡骨中上段骨折需手法解决的主要矛盾。因旋后肌止于桡骨上1/3段，旋前圆肌止于桡骨中段，旋前方肌止于桡骨下1/3段，故尺桡骨干中上段双骨折后，远端由于旋前圆肌和旋前方肌的作用而旋前，近端由于旋后肌作用而旋后。若旋转移位不矫正，尺桡骨骨间膜松紧不均，两骨的相对稳定性丧失，那么其他成角、重叠、侧方移位等畸形也不可能矫正，因此整复尺桡骨干中上段双骨折的关键是矫正旋转移位。临床上我们以X线机透视观察尺桡二骨骨间距变化来确定旋转移位是否得到充分矫正，效果可靠。

（一）手术手法

1. 矫正旋转移位　病人端坐在整复椅上，肩略外展，远端助手握住病人大小鱼际肌部位，近端助手握住病人肘部，使前臂置于水平位，以X线机透视观察正位像上尺桡骨骨间距是否等宽。远端助手慢慢旋后，若尺桡骨间距由小变等宽，继续旋后则尺桡骨间距变窄，尺桡骨间距等宽时即说明旋转畸形充分矫正。远端助手将前臂维持在此位置上。

2. 拔伸牵引　在上述固定位置上，远、近端助手持续均匀用力，沿前臂纵轴对抗牵引患肢3分钟。矫正成角及部分重叠畸形。必须注意牵引时勿时紧时松，用力宜匀。切勿旋转。

3. 夹挤分骨　此为整复尺桡骨双骨折的主要步骤。术者可自桡骨远端沿骨嵴向近端以拇指触摸，以使"心会"，然后在骨折部位之上下将尺桡骨以拇、示、中指三指分别向尺侧和桡侧分骨，根据正位X线片骨折移位情况来

矫正侧方移位，务必使尺桡骨骨折端成前后错位。理论上要求此时骨折位置只是前后错位，正侧位透视骨折对线应好。必须注意，伤后肢体肿胀者，分骨时手指勿在皮肤上来回搓揉，以防引起皮下剥脱。

4. 折顶复位　折顶复位是整复尺桡骨干双骨折的最关键手法。上述各种手法都是为折顶复位做准备的。由于前臂上段肌肉较丰满，单靠牵引不能完全矫正重叠移位。在手摸心会基础上，以拇指及示、中、环指感受骨折远端向掌背侧移位情况，若远端向掌侧全错位，则双拇指放在近折端，其余指提住远折端，当拇指向掌按压近端成角时，凭手感觉两骨折端相接触，向上提远端，向后反折，即可复位。反之，则将双手拇指放在远折端，操作步骤相反。复位成功的关键是折顶必须到位，在加大成角时，两骨折端应顶在一起。上好前臂夹板，尺侧应用特制尺侧板超腕固定，以防腕下垂的重力引起前臂旋转。

（二）讨论

矫正旋转移位的观点较多。Reginald Wason-Jones 认为，尺桡骨干双骨折如发生旋转移位，在 X 线侧位影像上，断端的位置可能良好，但前后影的 X 线片上显示远折端两骨间的骨间隙宽度与近端比较有显著差别。但是他未给出正确处理旋转移位的治疗措施。Evan 等采用桡骨结节投影法来矫正旋转移位。但需与健侧对比，不仅操作复杂，而且给身体带来一定的放射性损害。北京积水潭医院改进了 Evan 的方法，采用单纯观察肘关节侧位像来判断旋转移位情况，虽较 Evan 准确但对摄片精确度要求极高，不易掌握。我们采用在 X 线机下，通过活动骨折远端，观察尺桡骨间距变化，矫正旋转移位，方法简捷，易于掌握。

尺桡骨干中上段骨折，旋转移位出现在其他成角、短缩、侧方移位之后，是整复其他移位的前提，临床必须引起重视。否则即使骨折对位再好，也不能恢复前臂正常的旋转功能。

三十三、桡偏复位外侧穿针内固定治疗小儿肱骨髁上骨折

肱骨髁上骨折是常见的儿童上肢骨折，因其解剖部位的特殊性，处理不当极易出现晚期并发肘内翻畸形，严重影响肘关节的功能。我们采用闭合桡偏复位外侧穿针内固定方法治疗小儿肱骨髁上骨折，取得良好效果。

（一）操作常规

1. 手术方法　手术采用患侧臂丛神经阻滞麻醉或全身麻醉。病人取仰卧位或端坐位（以伸直尺偏型为例），将上臂置于旋前 90° 位，两助手于伸肘前臂旋前位对抗牵引，矫正旋转及重叠移位，术者用双手拇指抵于肘后尺骨鹰嘴处向前推顶，其余四指重叠环抱于骨折近端向后拉，同时令远端助手在牵引下将肘关节徐徐屈曲至 90° 位；接着，术者双手拇指抵于骨折近端外侧，其余四指托住远端内侧，以折端外侧为支点，用力向桡侧反折，直至肘部提携角较健侧增大约 10° 为止，此时手下可触及肱骨外髁较健侧向桡侧突起约 0.5 cm。术者维持复位，一助手选用直径 1.5～2 mm 的克氏针自肱骨外髁最高点处刺入皮下达骨质，用骨钻带动克氏针边进针边调整方向，克氏针沿肱骨远端侧面轴线与肱骨干长轴夹角 40°～45° 方向进入肱骨远折端，并通过骨折线于近端内侧恰好突破骨皮质为止，手法检查骨折端稳定情况。不稳定者则再增加 1 枚克氏针固定，两针交叉 10°～15°，针尾折弯剪短后留于皮外，复位与固定后行 X 线机透视检查。复位未达上述要求者进一步调整位置，直至复位满意为止。无菌包扎，用铁丝托固定肘关节于屈曲 90°、前臂旋前位。

2.术后处理　术后麻醉消退后即可进行手、肩关节功能锻炼，3周后去除内、外固定，进行主动功能锻炼。禁止局部手法按摩。

（二）讨论

小儿肱骨髁上骨折是骨伤科临床常见病。其最主要晚期并发症为肘内翻畸形，尺偏型骨折发生率可高达50%，对于小儿肱骨髁上骨折肘内翻畸形发生机制有多种分析：①骨折远端的内倾；②肱骨远端全骨骺的损伤。这些观点只能从表面上解释部分类型的治疗结果，而不能较深入地阐明所有类型内翻发生的根本原因。肱骨髁上区的生物力学分析表明，其在承受轴向压缩载荷下，内侧压应力及应变明显较外侧大，其内侧更易发生压缩，而尺偏应力形成的尺偏型骨折其内侧压缩骨折发生率则更高，其中很大一部分无明显移位的骨折可因内侧骨质压缩而最终形成肘内翻畸形。

我们通过对上千例肱骨髁上骨折的复位、固定与随访观察发现，复位后的不稳定，可使骨折失去良好的对位，从而导致肘内翻。当肱骨髁上骨折复位良好后，如采用外固定维持对位，一般7~10天骨折趋于稳定，此时，一侧的骨膜下成骨表现十分明显，可见到呈长梭形骨膜下化骨影。因临床上尺偏型骨折多见，故骨折端内侧最常见，此时再对比复位后X线片会发现，远骨折端有轻度内移或内倾，已出现了轻度肘内翻。随着外固定的松动与解除，肘内翻畸形逐步加大。分析其原因，一方面是因为尺偏型骨折在复位时因内侧尚未断裂的骨膜水肿增厚紧张，复位过程中很难将其再度拉伸恢复长度，故复位时尺侧与桡侧相比常残存微小的嵌插，加之随后内侧骨膜的收缩与骨化，使尺侧拉力逐步增大，而桡侧由于骨膜断裂严重，不能迅速形成早期的骨膜下化骨，尺桡侧拉力的不平衡加剧了肘内翻，这种骨折端内外侧愈合速度的差异在骨折尚未达到完全稳定时可形成或加大肘内翻畸形；另外，前臂的重力与肋弓对骨折端内侧的顶压力，对肘内翻畸形的形成也起到了一定作用。

在采用桡偏复位经外侧穿针内固定时，一般要求桡偏约10°即可，过大，可能引起肘外翻，过小，则不能有效预防肘内翻。桡偏复位与传统的骨折力求达解剖复位的观点是不相矛盾的，当骨折达解剖复位后，恢复了其正常的解剖结构，可以发挥其正常功能。但由于小儿肱骨髁上骨折的特殊性，早期的解剖复位并不能达到骨折端最终的解剖对位，而过度的复位是给复位后的骨折在达到骨折端最终稳定之前留有再移位的余地，在骨折端趋于稳定的过程中，随着骨折塑形的进展，骨折局部的形态逐步接近正常解剖形态。许多学者认识到由于骨折内侧的骨质压缩，导致表面看到的解剖复位并不能矫正尺倾，所以有学者报道切开复位治疗小儿肱骨髁上骨折肘内翻畸形发生率高达 49.1%，而且，其中有 56.7% 在手术复位时达到了解剖复位。另外，由于大部分肱骨髁上骨折累及尺骨鹰嘴窝，桡偏复位必然影响其形态，从理论上分析可能会导致肘关节功能障碍，但通过随访观察，未见鹰嘴窝明显畸形或因鹰嘴窝畸形引起的肘关节功能障碍，这说明早期因桡偏复位所形成的鹰嘴窝畸形可通过后期的塑形矫正，不会引起肘关节功能紊乱。

复位与固定过程中应注意以下几个问题：①复位时应注意不要反复粗暴手法整复以免加重损伤，早期局部肿胀严重时应行畸形矫正并临时外固定制动，待肿胀减轻后再进一步复位与固定。②术中应注意矫正旋转及肘后翻，特别是对于女性患儿轻微的肘后翻畸形也应矫正，以防其进入青春期后由于关节松弛形成更大的肘后翻畸形。③外固定时应将前臂置于旋前位，此时肱桡伸肌群及肘外侧和后侧韧带结构紧张，远折端和近折端紧密接触，不易发生向外成角，有助于预防肘内翻的发生。④对于尺偏型骨折，桡倾复位一定要严格，而桡偏型骨折复位时应注意不要形成较大的桡移，并将前臂固定于旋后位，以免形成肘外翻畸形。⑤术后 3 周内、外固定去除后进行功能锻炼时应禁止局部按摩，可进行自主的屈伸及适度的被动屈伸，不可过于加强被动锻炼，以免形成骨化性肌炎。⑥骨折时间超过 10 天，骨折端已形成骨痂者，复位时较困难。对于骨折对位良好，仅表现为尺偏移位或合并 < 15° 的旋转者，多数尚可复位成功，如果断端明显侧向或前后分离或旋转 > 15° 者，闭合复位困难，即使复位成功，常因反复手法复位对局部组织造成严重损伤而预后较差，应考虑切开复位或行二期矫形手术治疗。⑦由外向内穿针时，术者维持复位的手指应避开针尖将要穿出的位置，不仅可避免误伤术者手指，更重要的是避免刺伤被按压固定后的神经和血管。

闭合手法桡偏复位经皮穿针内固定治疗方法是在中医"筋骨并重，动静结合"的思想指导下，经过多年的临床实践逐步形成的。采用手法将移位的骨折断端复位，并采用远折端桡偏的方法适度加大携带角，以预防肘内翻畸形的发生。与传统的单纯手法复位夹板或石膏外固定及手术切开复位内固定相比，具有操作简便、复位准确、损伤小、固定可靠、无手术切口瘢痕影响美观、并发症及后遗症少等优点，是一种疗效可靠的中西医结合治疗方法。

三十四、闭合复位经皮多针内固定治疗不稳定性尺桡骨干骨折

我们采用闭合复位经皮多针内固定法治疗不稳定性尺桡骨干骨折，取得了良好效果。

（一）操作常规

1. 手术方法　以成人尺桡骨中远 1/3 骨折为例。病人取坐位或仰卧位，采用臂丛神经阻滞麻醉，术野常规消毒，铺无菌巾。选用直径 2.5 mm 的克氏针上手摇骨钻自桡骨远端 Lister 结节桡侧进针，边进针边调整方向，使克氏针进入髓腔并向前滑行达骨折断端，两助手对抗牵引，术者手法复位，对位良好后另一助手将克氏针锤入或钻入近折端髓腔并继续进入达桡骨颈；再复位尺骨骨折，自尺骨鹰嘴处进针，用 1 枚克氏针即可良好固定。手法试探桡骨骨折的稳定性并配合 X 线透视检查桡骨的对位情况，桡骨对位不良者，另选 1 枚克氏针自桡骨远端尺侧进针并进入髓腔，复位骨折达解剖对位并将第 2 枚克氏针进入近折端髓腔，继续进入直至有很大阻力时停止。针尾均折弯剪短锉平埋入皮下，无菌包扎。术后用夹板固定前臂于中立位防止旋转。

2. 术后处理　麻醉消退后即可行手指屈伸及肩、肘关节活动，但骨折愈合前，前臂旋转活动需严格控制。术后按骨折三期辨证用药。常规抗生素应用 7 天以防感染。所有病例术后每月复查 1 次，摄 X 线片观察愈合情况。

（二）讨论

尺桡骨干骨折临床常见，治疗上不仅要求对位良好，而且要求恢复其固有的生理曲度，特别是桡骨干旋转弓的恢复日益受到重视。国内外学者研究桡骨干骨折的治疗时，采取了切开复位钢板内固定或预制适宜弧度的髓内针进行

固定，操作过程复杂且损伤严重，有时会因钢板或髓内针的弧度不适宜而导致骨干的旋转弓变形，从而影响前臂的旋转功能。采用普通克氏针行尺桡骨干骨折髓腔内固定，一般选用直径 2.0 ~ 2.5 mm 的克氏针，弹性适宜、顺应性好，可按骨干形状改变方向，不必预先制作。当进入髓腔后可自行顺髓腔形状形成相适应的曲度，不仅可维持骨折的对位，而且可使骨间膜良好地"撑开"，从而恢复骨干的正常形态。但是在应用过程中，部分尺桡骨干骨折（特别是桡骨中远 1/3、尺骨近中 1/3 骨折），折端呈斜形、粉碎性或螺旋形，骨折复位后自身稳定性差，并且髓腔宽大，穿针内固定后，折端仍处于摆动状态；有时选用较大直径克氏针，则因克氏针顺应性差而出现进入髓腔困难的情况，固定后克氏针的强弹性易使桡骨干生理弧度发生改变。因此出现这种情况时，一般采用穿针术后配合纸压垫、夹板固定以进一步矫正残余移位，或行切开复位钢板内固定。

　　高能量导致的尺桡骨干骨折的情况越来越多，不仅骨折类型复杂，而且骨折周围组织损伤严重，从而导致骨折复位难、复位后稳定性差。为解决这一问题，国内外学者进行了广泛的研究，并取得了显著的成绩。切开复位接骨板内固定治疗尺桡骨骨折经过近年来的临床应用显示了其固有的缺点：①钢板固定存在应力遮挡问题；②手术切开损伤大、易发生骨不连等并发症；③严重影响美观。Palmar 指出："骨折的治疗必须着重于寻求骨折稳定与软组织完整之间的一种平衡，特别是对于严重粉碎的骨干骨折，过分追求骨折解剖学的重建，其结果往往是既不能获得足以传导载荷的固定，而且使原已损伤的组织的血液循环遭到进一步的破坏。"在这种概念指导下形成的复位方法限制、新型材料及构形的内固定物的设计与应用，手术切口改良、固定技术调整等，形成了一套新的术式——微创术式。这些观点是经 AO 探索改进乃至杜绝原有不足与误导，同时对原有技术的优势与精华加以提高，逐渐构成并日趋成熟的又一重大进展。采用闭合手法复位经皮多针固定治疗尺桡骨干骨折正是这种观点的很好体现。克氏针弹性好，穿针固定后对骨折的固定为弹性固定，可有效抵消骨折局部的成角、侧移、旋转应力，没有应力集中点，不易发生断裂，是一种生理的固定方法。

多数尺桡骨干骨折行手法复位经皮穿针内固定治疗后可达到解剖或近解剖复位，并可获得骨折端的稳定，但受尺骨近段、桡骨远段髓腔宽大、前臂肌群的影响，常发生骨折的侧移和旋转，严重影响了治疗效果，因此许多该部位的骨折经穿针固定后还需要配合指压垫、夹板固定，克氏针内固定效果较差。多针固定是在发扬了髓内单针固定优点的基础上很好地解决了单针固定不能防止骨折端侧移、旋转等问题，使髓腔宽大的骨折部位得到良好的复位与固定，不再需要烦琐的外固定及反复的调整复位。

手法复位多针固定不仅仍然具有单针髓内固定的优点：损伤小，不需切开，对骨折端没有进一步的损伤；无应力遮挡，前臂肌肉的张力可传达到骨折端促进骨折愈合；钢针为弹性固定，不易发生成角，而且具有更强的防骨折侧移及旋转作用。

多针固定不是采用简单增加数量充填宽大的髓腔，而是充分分析了骨折部位的解剖特点、骨折发生机制，利用两枚不同方向的克氏针经髓腔前进，两针头部紧密接触（甚至互相缠绕）而尾部位于不同针孔内，从而有效地防止了骨折端的旋转，由于两枚针进针方向相对，克氏针进入髓腔前进时改变的方向相对，形成了类似弓形针的 4 点固定作用，从而有效防止骨折侧移与旋转。

三十五、手法复位内固定治疗尺骨鹰嘴骨折

尺骨鹰嘴骨折是临床较常见的关节内骨折，约占全身骨折的1.17%。有移位的尺骨鹰嘴骨折需行内固定以求获得良好的关节功能。我们采用手法复位经皮克氏针结合 AO 钢缆张力带内固定的方法治疗 Colton Ⅱ、Ⅲ 型尺骨鹰嘴骨折，疗效满意。

（一）操作常规

1.手术方法　手术采用臂丛神经阻滞麻醉。病人取仰卧位，常规消毒，铺无菌巾单，于屈肘 90° 位下触摸骨折端，采用揉按手法祛散骨折端及断端周围血肿，屈伸肘关节，检查肘关节稳定情况，排除合并其他损伤。患肘于半屈曲位（约 120°），双手拇指抵住尺骨鹰嘴近端骨块，其余手指自后向前环绕上臂下端对抗，将分离的骨折块推挤复位的同时，助手将患肘由半屈曲位逐渐屈曲肘关节至小于 90°，如此反复进行 3 ~ 5 次，使牵拉骨块分离的组织得到松解，骨折块在屈肘 90° 位时可轻松牵拉至远端与之对合。复位良好后，术者取针刀于骨折端进针，剥离嵌夹骨折端的软组织，使骨折端能进行更良好的复位，再取巾钳夹持近端骨块进行复位骨折，复位准确后断端可有明显咬合稳定感，触摸断端背侧、尺侧及桡侧骨皮质连续，无台阶感，可取巾钳钳夹骨折端进行复位后的临时固定，取直径 2 mm 的克氏针两根，于尺骨鹰嘴后缘贴近关节面，沿尺骨轴方向平行进针至尺骨髓腔内固定，两针间隔 0.5 cm。行 X 线透视见骨折复位好，手法结合针刀理顺背侧筋膜。于骨折端远侧 2 cm 尺骨嵴内外侧、鹰嘴外侧缘、鹰嘴近端最高点内外侧切开长约 0.5 cm 的切口共 5 处，以供经皮导入钢缆。取直径 2.5 mm 的克氏针于骨折端远侧 2 cm 处于尺骨嵴外侧切口横向打入，通过尺骨达内侧切口，通过导向器将钢缆经皮通过骨孔并沿

预先切开的 5 个皮肤小切口于尺骨鹰嘴背侧绕过克氏针尾部呈 "8" 字缠绕并加压固定，加压力度 20 ~ 25 kg，锁扣位于尺骨鹰嘴外侧切口内，将锁扣锁紧后剪除多余的钢缆，克氏针尾部打弯并剪短后埋入皮下，锤击使其进入肱三头肌腱内，X 线透视下屈伸肘关节观察骨折端的稳定性，将皮肤小切口缝合，无菌包扎，石膏托固定于屈肘 90° 位。

2. 术后处理　术后常规应用抗生素预防感染，麻醉消退后即行手指及腕关节的主动功能锻炼，术后 1 周去除石膏用腕颈带悬吊，每日进行肘关节的被动屈伸活动。术后 2 周后可行主、被动功能锻炼。

（二）讨论

有移位的尺骨鹰嘴骨折需要重建关节面以获得解剖复位，恢复肘关节的稳定性，并行可靠固定，以进行早期的功能锻炼，以利于关节功能的恢复，切开复位内固定为主要的治疗方式，内固定方式包括解剖钢板内固定、克氏针钢丝张力带内固定、Cable-Pin 系统内固定及空心螺钉内固定等，其中克氏针钢丝张力带内固定已成为手术治疗尺骨鹰嘴骨折的金标准。克氏针钢丝张力带内固定的方式可使骨折端在肘关节屈伸运动过程中形成有利的压力，使骨折端更稳定，促进骨折的愈合。行切开复位内固定时可在直视下复位骨折，但手术剥离范围大、创伤大、术后局部留有手术瘢痕、术后易发生骨化性肌炎，从而影响肘关节活动。

在进行切开复位内固定的基础上，明确了尺骨鹰嘴骨折后骨质及软组织损伤的情况，结合手法复位的技术特点及微创内固定的理念，我们设计了经皮克氏针结合 AO 钢缆张力带内固定的方法治疗 Colton Ⅱ、Ⅲ型的尺骨鹰嘴骨折，为获得手法复位的成功，在进行手术的操作过程中首先应处理骨折端嵌夹的软组织，软组织的嵌夹会影响骨折的复位及骨折愈合。我们应用理筋手法结合针刀剥离骨折端软组织，剥离的目的是将内卷的筋膜组织翻出骨折端，骨折远、近端均需进行操作。剥离应涉及背侧及尺侧及桡侧面，操作过程中针刀紧贴骨面以防止损伤尺神经；判断骨折端无软组织嵌夹时，首先应用针刀于骨折端进行探查，软组织清理彻底后针刀与骨折端在接触过程中有明显的触碰感，可进行试复位。复位时骨折端骨擦感明显，骨折端对合后有明显咬合稳定感。

尺骨鹰骨折进行手法复位后，通过手摸心会触摸骨折端背尺侧骨皮质连续，无台阶感，应用直径 2 mm 的克氏针于尺骨鹰嘴后侧正中进针固定骨折，克氏针需平行进入尺骨髓腔内，克氏针间隔 0.5 cm，进针时应尽量贴近关节面。因尺骨鹰嘴的受力特点为关节面压力侧，背侧为张力侧，克氏针贴近关节面才能使钢缆张力带克服背侧的张应力，保持关节面骨折端的压力，消除骨折端背侧的分离应力，达到生物力学的平衡。

以往应用钢丝进行加压时由于钢丝的硬度大，柔韧性差，靠经验进行加压时极易造成钢丝自拧结处断裂，而且钢丝与骨面的贴附性差，临床上常出现克氏针顶于皮下引起疼痛，皮肤溃破、钢丝断裂可松动造成内固定失效等情况。AO 钢缆强度高、抗拉力强、柔顺性好，在形成"8"字张力带固定时具有贴附性好、压力分布均匀的特点，通过导入器引导于皮下后可紧贴骨膜，尺骨鹰嘴后钢缆绕过针尾时将钢缆从肱三头肌肌腱中部通过。此操作过程可借助硬膜外穿刺针进行导向，这样可避免在后期功能锻炼过程中出现钢缆脱离针尾，导致张力带失效。另外，AO 钢缆系统在加压过程中有明显的压力指示，压力大小可控，在保证骨折端有效加压的同时还可以防止加压过度对老年骨质疏松病人造成断端骨质压缩复位固定后克氏针尾部打弯剪短后埋于皮下时就将针尾部分进入肱三头肌肌腱内，可有效防止退针及针尾刺激皮肤情况的发生。钢缆的锁扣尽量植入桡侧，可避免出现软组织刺激症状。

此方法的应用在获得良好复位及坚强内固定的基础上，允许进行早期功能锻炼，以获得了良好的功能康复，并兼顾创伤小、痛苦小、外观不留手术瘢痕的特点，取得了满意的临床疗效。

三十六、手法复位弹性髓内钉内固定治疗青少年肱骨外科颈骨折并肩关节脱位

肱骨外科颈骨折并肩关节脱位是一种复杂而严重的创伤，青少年极为少见。我们采用手法复位弹性髓内钉内固定治疗肱骨外科颈骨折并肩关节脱位的青少年病人，效果满意。

（一）操作常规

1. 手术方法　病人取仰卧位，采用臂丛神经阻滞麻醉，患肩垫高，与手术床呈 30° 角。术区皮肤常规消毒，铺无菌巾。在肱骨内、外髁顶点的近端约 1 cm 处各做一约 0.5 cm 长的切口，分离至骨质，分别自肱骨内、外髁向肱骨髓腔打入 1 枚直径 2 mm 的弹性髓内钉至骨折端。助手将上臂外展 30°、内旋 45°，以紧张的肱二头肌长头腱为中心，向外后方持续牵引。术者以双手拇指从患肢腋窝抵住肱骨头外下球形面，其余四指环绕肩峰处做反向力点，用力向外、上、后推顶肱骨头，使之与骨折端紧密对位。助手在术者复位时将上臂外展、后伸、外旋。将原来打入的两枚弹性髓内钉逆向打入近侧骨折端固定，即将骨折和脱位变为"单纯"脱位，然后复位肩关节。一助手以无菌手术巾穿过腋窝行对抗牵引，另一助手将患肢固定于肘关节屈曲 90°、上臂外展 60° 位，并做持续牵引。术者向外、上推顶肱骨头，逐渐使肩关节外展 90°～100°、外旋 30°，迫使肱骨头离开肩胛骨关节盂的阻挡。当手下感觉肱骨头已移至肩胛骨关节盂平面时，由助手逐渐内收、内旋上臂，使脱位的肱骨头滑入肩胛骨关节盂。若肩畸形消失，杜加斯征阴性，证明复位成功。

2. 术后处理　术后用上臂固定带固定上臂，用三角巾将前臂悬吊在胸前。2 周后开始进行肩关节主动前屈、后伸功能锻炼，3 周后进行肩关节外展锻炼

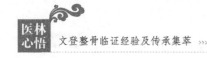

并逐渐加大活动范围，8周后取出弹性髓内钉。

（二）讨论

肩关节是全身活动范围最大的关节，当外力致肱骨外科颈骨折并肩关节脱位时，如不能得到良好的复位和固定，将严重影响肩关节的功能。目前肱骨外科颈骨折并肩关节脱位有两种较常用的治疗方法，即手法复位外固定和切开复位内固定。手法复位外固定采用传统的牵引、推、顶等手法，先复位脱位，再复位骨折，并用石膏或夹板进行外固定。该方法的缺点是手法复位成功率低，单纯外固定不可靠，易在早期功能锻炼时发生骨折移位或关节再脱位。切开复位内固定可在直视下采用不同的内固定方法进行固定，具有复位准确、固定可靠的优点；但切开复位损伤大，并且青少年肱骨外科颈与骺板紧邻，内固定钢板可伤及骨骺。而且肱骨外科颈骨折位于干骺端，血液循环丰富，骨骼本身塑形能力极强，故骨折复位时对位、对线的要求不必过于严格。杨茂清教授认为，肱骨近端骨折并肩关节脱位复位困难的主要原因是肱骨头与肱骨干的连续性被破坏，提出治疗肱骨近端骨折并肩关节前脱位"先复位、固定骨折，再复位脱位"的观点，解决了以往方法复位成功率低的问题。弹性髓内钉圆弧形的弯头设计为闭合复位时弹性髓内钉在髓腔内的折弯和顺利穿过骨折端提供了方便，从干骺端穿入骨骺骨质的内固定通常不会造成骺板早期融合；同时固定时骨折端产生微动，形成持续的应力刺激，可避免坚强固定时的应力遮挡，加速细胞的新陈代谢，促进新骨生成。

手法复位弹性髓内钉内固定治疗青少年肱骨外科颈骨折并肩关节脱位，复位成功率高，损伤小，能有效保护骨膜，为骨折愈合提供良好的微环境，固定可靠，利于早期进行功能锻炼，是治疗青少年肱骨外科颈骨折并肩关节脱位的有效方法。

三十七、经皮穿针内固定结合外固定架治疗桡骨远端粉碎性骨折

桡骨远端骨折为临床常见病，约占急诊骨折病人的 1/6。多系跌倒后手部撑地所致，成人桡骨远端骨折多为粉碎性，常伴有明显嵌插短缩、侧移及向掌（或背侧）成角畸形，并且较多的病例为累及桡骨远端关节面的骨折。采用传统手法复位结合小夹板或石膏固定常难以达到良好的治疗效果，后期腕部遗留的严重畸形常需行矫形手术治疗。我们采用手法复位经皮穿针内固定结合外固定架治疗桡骨远端粉碎性骨折，疗效良好。

（一）操作常规

1. **手术方法**　病人取仰卧位，在臂丛神经阻滞麻醉下复位与固定，肘关节屈曲 90°，前臂旋前 90°。两助手分别双手环抱肘关节及握持大小鱼际对抗牵引，术者在助手持续牵引的同时利用端提、夹挤分骨等手法矫正桡骨远骨折端的各向移位及成角。复位准确后，两助手维持牵引，术者维持骨折端良好的对位，另一助手用骨钻带动直径 2~2.5 mm 的克氏针自桡骨茎突桡侧与桡骨干呈 45° 进入，通过骨折线后自桡骨近骨折段尺侧骨皮质突破，另用 1 枚直径 2 mm 的克氏针自尺骨茎突近端 1 mm 处进针，通过尺骨小头及下尺桡关节，进入桡骨远骨折端。X 线透视下骨折复位与固定良好，剪短针尾留于皮外。维持腕关节于掌屈尺偏位。再进行外固定架固定，分别在桡骨干中下 1/3 处及第 2 掌骨干桡背侧各钻入两枚直径 3 mm 的外固定架固定螺钉，安装外固定支架。调节支架与腕关节平行，并维持一定的牵引力。

2. **术后处理**　术后即在医生指导下行肩、肘、手指关节功能锻炼，防止邻近关节僵硬。预防性使用抗生素 3 天，每天用 75% 乙醇滴针孔，防止针道感染。

4 周后可拔除克氏针，进行腕关节旋转活动。拆除外固定架时应根据骨折愈合情况，外固定架去除后行腕关节屈伸功能训练并进一步加强旋转功能的训练。

（二）讨论

桡骨远端骨折是临床常见骨折，手法复位外固定一直是该类型骨折的首选治疗方法。手法复位常可达到骨折良好复位，对于稳定性骨折，在手法复位的基础上结合夹板或石膏外固定即可达到良好的固定效果；而对于骨折端为粉碎性或存在明显骨质压缩的不稳定性骨折则很难达到持久的良好固定，常因骨折端失去自身稳定性而于复位后发生进行性骨折端短缩、侧移及掌倾角变小，尤其是伴有明显骨质疏松的中老年病人发生再移位的程度更加严重，常遗留严重的腕部畸形，许多病例需行二期手术矫正畸形，严重影响了治疗效果。采用手法复位结合经皮穿针内固定治疗桡骨远端粉碎性骨折虽已取得了较好的临床疗效，但在临床治疗过程中仍存在诸多不足：①对于骨折端严重粉碎病例其固定作用并不理想，后期常出现骨折端的短缩移位；②为预防短缩畸形而延长下尺桡关节固定时间易导致腕关节旋转功能恢复不良。近年来较多采用切开复位"T"或"π"形钢板内固定治疗该类型骨折，常可达到骨折的良好复位与可靠固定的效果，但切开手术所带来的局部组织粘连、掌侧入路并发腕管狭窄、背侧入路破坏伸肌腱稳定性等并发症，严重影响了腕关节的功能。

外固定支架跨越腕关节进行固定，通过机械的力量和本身的刚度防止肌肉收缩和外力引起的骨折移位，并通过保持腕部韧带一定的张力，使骨折远侧部分连为一个整体，能有效对抗桡骨的轴向短缩并保持腕关节周围的整体稳定。单纯外固定支架固定难以调整关节面塌陷移位，也不能纠正掌背侧骨片的分离移位，桡骨茎突骨折可因持续牵引导致骨块分离移位，造成骨折延迟愈合，甚至不愈合。结合经皮穿针内固定术，可进一步达到关节内精确复位及骨折块内固定的稳定，弥补了外固定架治疗的不足，在发挥外固定架通过维持持续的牵引力达到防止桡骨短缩目的的同时，避免了骨折早期再移位并允许早期进行腕关节旋转功能锻炼，特别是对于骨质疏松明显的老年病人，其获得的稳定性更是优于其他固定方法。

三十八、经皮内固定锁骨骨折治疗浮肩损伤

浮肩损伤是指同侧锁骨与肩胛骨同时骨折而造成肩关节悬吊复合体结构双重破坏，致使骨折不稳定。此类损伤病例逐年增多。我们采用经皮内固定锁骨骨折的方法治疗浮肩损伤，取得了较好的效果。

（一）操作常规

1. 手术方法　重视全身治疗，若合并颅脑、胸部损伤，先治疗合并症，待生命体征平稳、全身情况好转后再处理浮肩损伤。锁骨与肩胛颈或体部同时骨折者，单纯行锁骨骨折经皮内固定方法。采用臂丛神经阻滞麻醉。病人取仰卧位，患侧肩部垫高 30°，患侧上肢置于胸前。摸清骨折部位，用特制锁骨复位钳经皮将锁骨外折段夹持，回旋提起使断端翘于皮下。摸清远折断端后，用 1 支直径 2 ~ 2.5 mm 的克氏钢针经皮自断端由内向外插入髓腔，然后用骨钻缓缓向外后方摇动，以使钢针从肩锁关节后方穿出皮肤。至针尾与断端面相平时，一手拇、示指扣捏近折端向前牵拉，另一手持钳将远折端向外牵拉，矫正重叠移位时同时使远折端对合近折端，当触摸骨嵴连续、上下缘完整后顺行将钢针打入近折端髓腔内，至针有明显阻力为止。若为粉碎性骨折，可根据移位方向摇摆或回旋远端，并加以手法理顺使之复位。然后用手捏住骨片维持位置，在向外牵引锁骨远折段的同时，将针缓慢钻入近折端髓腔。至针有明显阻力时，再进入 2 ~ 3 cm 即可，针尾弯曲埋于皮下，无菌包扎，腕颈带悬吊于胸前。

2. 术后处理　术后即开始耸肩和摆臂锻炼，术后 3 周开始辅助活动，术后 6 周开始主动锻炼。

3. 术中注意事项

（1）依据 X 线片显示髓腔粗细而选择直径 2 mm 或 2.5 mm 的克氏针。钢

针过细抗应力差，骨折易出现成角移位及钢针向外退。

（2）钢针进入皮肤后，应严格控制其深度，以免损伤重要组织。确定髓腔时，应用钢针在骨折端滑触法，针尖触及周围有阻力时为髓腔周壁，方可进行。进针深度以超过骨折线 3～4 cm 并进入骨皮质为宜，过浅固定不牢，过深穿破骨皮质时则易损伤血管神经等重要组织。

（3）使用锁骨复位钳夹持远折端时，以夹持锁骨上下缘的中部为宜，不能过深。

（4）手法理顺碎骨片时不要用力按压，以免损伤骨膜及其周围的重要组织。浮肩损伤治疗前后 X 线表现见图 38-1。

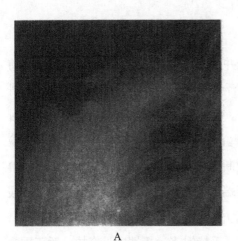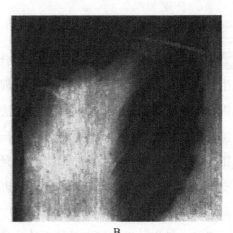

A.治疗前 X 线片；B. 锁骨骨折手法整复经皮内固定后 X 线片。

图 38-1　浮肩损伤治疗前后 X 线表现

（二）讨论

浮肩损伤是一种高速高能直接或间接外力所致的复杂多处伤。常合并机体其他重要器官的损伤，如胸部及颅脑损伤等。应全面细致地查体，以免漏诊合并伤。肩胛骨前后均为肌肉包绕，肩胛骨外缘和肩峰附着的肌肉最多，骨质发育较坚强，肩胛骨折多发生于肩胛骨体部和颈部，肩胛颈骨折多为嵌插性和粉碎性。凡是高能损伤所致的锁骨骨折，都应同时拍摄包括肩胛部位和胸部的

X 线片，并应注意臂丛神经和大血管的检查。为确切了解肩胛颈骨折的类型，需做不同角度的 X 线检查。除前后位片外，按照中心矢状偏斜 30° 垂直肩胛冈的前后位片、向后 30° 平行肩胛冈的侧位片和腋窝位片，可全面了解肩胛骨的各部位情况。如肩关节盂骨折，首先应了解关节盂的移位情况，一般应拍摄 40° 后斜位 X 线片，必要时行 CT 扫描，以判断是否需要手术治疗。浮肩的治疗虽然不需要完全恢复二骨解剖的连续性，但应将锁骨骨折复位并进行有效固定，以恢复肩悬吊上骨性结构的稳定性。

三十九、浮肘损伤的损伤机制及其诊治

　　浮肘损伤全称浮动肘关节损伤，指同侧肱骨和尺桡骨同时发生骨折，使肘关节与肱骨和尺桡骨的连续性中断，肘关节两端骨的杠杆力线遭破坏，而失去其稳定性，处于浮动状态的一种病理改变，等于 4～5 个"关节"（肩、肘、腕及两个骨折断端）同时在活动，尤其是近肘部的骨折肘关节浮动更明显。该损伤是一种严重的高能量损伤，常同时伴有血管、神经、肌腱及身体其他部位损伤，因而给治疗带来困难。为提高对该损伤的认识，现就其损伤机制、病因、分类及治疗进行初步探讨。

（一）操作常规

　　1. 手术方法　在本组 89 例病人中，根据病情选择不同的治疗方法（表 39-1）。对于合并主要血管损伤的 4 例病人，均急诊行血管探查修复。对于骨折合并神经损伤的 35 例病人，依据临床指征和（或）肌电图结果分别采用手术或非手术治疗。19 例在手术时行神经探查者，其中 4 例为桡神经完全断裂给予行神经修复，15 例（桡神经 12 例，正中神经 1 例，尺神经 2 例）为神经挫伤或挤压伤，未做特殊处理。其余 16 例（桡神经 11 例、正中神经 1 例、尺神经 2 例、臂丛神经 2 例）病人行非手术治疗观察，其中 1 例臂丛神经损伤的病人，于伤后 3 个月行神经探查修复。对骨折则以中西医结合为治疗原则，以损伤小、病人恢复快为目的。在 21 例 V 型骨折病人中，13 例在清创的同时各骨均行切开复位内固定，8 例开放性骨折在清创的同时行开放内固定。闭合骨折则行闭式穿针内固定。术后密切观察手的温度、颜色、感觉、自主活动情况。若皮肤发凉，颜色青紫，疼痛剧烈，手掌及前臂肿胀严重，即解除外固定，采取相应的处理，以防止缺血性挛缩发生。

2.术后处理　10天后肿胀减轻，改换小夹板外固定。一般尺桡骨骨折固定6~7周，肱骨干骨折固定7~10周。以上均应根据X线片及临床检查情况，解除外固定。

3.治疗结果

（1）疗效标准：根据骨折愈合情况、上肢关节活动范围，将疗效分为4级。①治愈：骨折愈合，骨折对位对线满意，患肢活动正常或基本正常；②基本治愈：骨折对位均在1/2以上，对线良好，骨折愈合，肘关节活动受限在20°以内，前臂旋转受限在30°以内；③好转：骨折对位在1/3以上，肱骨成角在20°以内，尺桡骨对线好，肘关节活动受限在60°以内，前臂旋转受限在45°以内；④未愈：有一骨畸形愈合或不愈合，肘关节活动受限在60°以上，或前臂旋转受限在45°以上，功能明显障碍。

（2）治疗结果：本组89例病人均经9~12个月随访进行肢体功能检查及神经检查。桡神经损伤的27例病人中23例为基本恢复，4例垂腕未恢复者经行肌腱转移术手部功能部分恢复。尺神经及正中神经损伤者均基本恢复。臂丛神经损伤的2例病人手术修复与保守观察者功能恢复均不理想。在骨折的治疗上，不同的方法所取得的结果不同（表39-2），不同年龄的病人治疗结果亦不相同（表39-3）。

表39-1　5型89例骨折病人治疗方法分布

骨折类型	例数	治疗方法		
		闭式穿针	闭式穿针+手术切开	手术切开
Ⅰ型	20	15	2	3
Ⅱ型	16	10	3	3
Ⅲ型	17	11	4	2
Ⅳ型	15	2	5	8
Ⅴ型	21	0	8	13

表 39-2　不同治疗方法疗效对照

治疗方法	例数	治愈 /％	基本治愈 /％	好转 /％	无效 /％
闭式穿针	38	27（71.1）	6（15.8）	3（7.9）	2（5.3）
穿针＋手术	22	13（59.1）	4（18.2）	3（13.6）	2（9.1）
手术切开	29	15（51.7）	7（24.1）	4（13.8）	3（10.3）

表 39-3　不同年龄组治疗结果比较

年龄（岁）	例数	治愈 /％	基本治愈 /％	好转 /％	无效 /％
8～15	6	5（83.3）	1（16.7）		
16～44	42	31（73.8）	6（14.3）	3（7.1）	2（4.8）
45～59	27	14（51.9）	6（22.2）	4（14.8）	3（11.1）
60 岁以上	14	5（35.7）	4（28.6）	3（21.4）	2（14.3）

（二）讨论

1.病因与病理　浮肘损伤是一种因高速高能量外力所致的较为复杂的多发伤，致伤暴力较大是本病的特点之一。机器伤，如不停机进行检修或缺乏安全防护措施和意识，是此类损伤的最常见原因。其发生机制是肢体被卷入运转的机器滚轴、齿轮、缆绳或传送带中，随着机器的转动，将肢体继续绞入，有时可将肢体扭转数周，导致手、前臂及肱骨干骨折。本组 89 例中 45 例为机器伤，占 50.56％。高处坠落伤占第 2 位，其发生机制是高处跌落时，肘部多呈伸直位，手掌先着地，身体重力与地面的反作用力相互作用，尺骨鹰嘴突与鹰嘴窝相互嵌合，前臂与上臂也几乎处于同一轴线上，加之尺骨喙突的阻挡，以及肱二头肌、肱三头肌的拮抗张力，使肘的上下互为一体，形成对患肢的挤压力，导致多发性骨关节损伤。患肢受损的部位常为上肢骨结构或力学上较为脆弱之处。诸如尺桡骨的下端或上端、肱骨髁上、肱骨外科颈及肘关节的非骨性连接部位易于发生损伤。车祸伤及挤压伤则多为直接暴力所致。

2. 诊断　本病系在同一肢体的多发性损伤，只要对此类损伤的特点有足够的认识，诊断多无问题。但因肿胀的程度与范围不甚一致，症状表现程度也不尽相同。多数病人的主诉往往仅注意了伤势较重或移位较大的骨折部位。例如，在对有移位严重的肱骨干骨折伴移位较轻的前臂骨折病人的诊断中，漏诊了前臂骨折；或在前臂开放性骨折诊断中，漏诊了肱骨干骨折。在急诊或现场处理中仅局限于开放的前臂骨折，以"主要骨折"掩盖了"次要骨折"或其他创伤的病象，甚至上臂绑有止血带转来医院而遗漏了上臂的肱骨干骨折。这说明医生对机器损伤的特点认识不足，又未对病人做全面检查。因此，对暴力较大、肿胀范围较广、功能受限严重又有多处压痛点者，尤其是机器伤，应考虑本病发生的可能，临床上要从肩至腕甚至手给予全面的检查，对可疑之处均应拍摄 X 线片以明确诊断，且应常规检查患肢远端皮肤色泽、毛细血管充盈、手指自主活动、皮肤感觉、前臂及手掌肿胀程度、桡动脉搏动等情况，以判断是否有血管或神经损伤。X 线检查应包括伤处的骨与关节。另外，还应重视颅脑、胸腹等全身情况的检查。

3. 治疗　对浮肘损伤的治疗，应优先处理危及生命的合并创伤和并发症。对开放性伤口应及早彻底清创，施行正确的外科处理，这是恢复肢体功能的关键。对骨折，稳定肘关节、消除浮动肘是其治疗原则。进行良好的复位和可靠的内固定是肘关节功能恢复的基础；早期关节功能锻炼是预防关节粘连或僵直的关键。在治疗方法的选择上，多数主张对一处或多处长骨干骨折施行切开复位内固定，以简化一肢多发骨折脱位治疗上的矛盾。有人主张均切开复位内固定，还有人主张内固定与外固定器治疗。Lange 等认为在手术初期内固定易加用植骨，以促进骨折愈合。这些治疗方法中，多数有利于关节稳定，但创伤大，且降低了骨折自身修复的能力。而单纯外固定治疗又很难对两骨折断端起到稳定作用。尺骨鹰嘴牵引易造成骨折迟延愈合和骨不连。我们认为，对于新鲜闭合性损伤病例，如果以中西医结合为指导思想，分清矛盾的主次，协调伤病之间的关系，并能详细审查每个部位损伤的类型及特点，在技术上又能认真对待，根据骨折的不同损伤类型进行处理，可取得良好的治疗结果。我们认为，对极不稳定的 I 型骨折，成人采用闭式复位内固定术；儿童不稳定的尺桡骨骨折给予开放内固定，肱骨骨折则尽可能外固定。对Ⅱ型骨折，因骨折均近肘部，肘关节浮动极为明显，外固定均很困难，故主张早期闭式复位内固定，并根据病情早期进行功能锻炼。对Ⅲ型骨折，因其有一处骨折接近肘部，浮动肘较明显，对肘关节功能影响较多，亦主张早期行闭式复位内固定。对Ⅳ型骨折，因其损伤重，合并血管神经损伤者亦多于其他类型，则主张对多段骨折易复位者行闭合穿针内固定，对复位困难或合并神经损伤者，则行切开复位内固定；对Ⅴ型骨折，我们主张对开放的骨折，在清创的同时给予必要的内固定；对合并的闭合性骨折，仍主张行闭合复位内固定。总之，闭式穿针内固定适用于任何年龄段的病人，但对于损伤重或合并神经、血管损伤者，则不能强求，应根据临床表现及肌电图检查进行分析，并非所有的有神经症状的病人都需要行手术探查，要对每一位病人详细审查，制订出切实可行的治疗方案，才能取得显著的治疗效果。

4.结果　从不同的治疗方法所得结果分析，闭式穿针内固定优良率高于其他方法。病人本身的年龄、体质不同，所取得的治疗效果亦不一样。儿童治愈率最高，随着年龄的增长，治愈率逐渐降低，这与其他部位骨折的治疗结果相同。

四十、改良经皮穿针治疗胸锁关节前脱位

我们采用闭合复位改良经皮穿针内固定治疗胸锁关节前脱位，疗效满意。

（一）操作常规

1.**手术方法**　手术采用颈丛神经阻滞麻醉或局部浸润麻醉。病人取仰卧，背部垫高，头略后仰，助手沿锁骨方向牵引患侧上肢，术者按压锁骨内端向后下，复位胸锁关节，检查局部无畸形，并由助手维持复位。术者以直径 2 mm 的克氏针经皮理顺关节盘并清理关节内软组织及关节囊，防止软组织嵌夹于关节间隙内。取直径 2.5 mm 的克氏针以锁骨中段的转弯处为进针点，进针方向与锁骨内段平行，快速钻入髓腔，进入髓腔后改为锤击，使克氏针顺髓腔滑行，此时发出低沉的共鸣音。当针端到达锁骨近端关节面时，快速锤击使克氏针快速穿过关节并进入胸骨。检查胸锁关节无畸形，复位稳定，并以 X 线透视证实进针方向及深度（图40-1）。术毕针尾剪短折弯，埋入皮下。

2.**术后处理**　术后三角巾悬吊患肢3～4周，悬吊期间进行肩关节小范围活动，3～4周后逐渐加大肩关节活动范围至正常。5～7周拔除克氏针。固定期间随诊 X 线检查，以便及早发现克氏针折弯等情况，并避免极度耸肩等增加胸锁关节应力的动作。

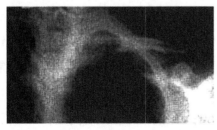
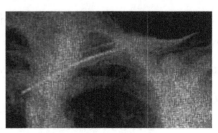

A　　　　　　　　　　　　　　B

A. 术前 X 线片；B. 术后 X 线片。

图40-1　胸锁关节前脱位手术前后 X 线表现

（二）讨论

胸锁关节由锁骨近端、胸骨上端和第 1 肋骨前端构成，属滑膜关节。锁骨内端只有不足 50% 的关节面与胸骨构成关节，骨性结构很不稳定。关节腔内有致密的纤维软骨结构——关节盘，其与胸锁韧带、肋锁韧带等为关节的主要稳定结构。任何向后、向下作用于肩部的外力均可使锁骨通过第 1 肋骨为支点形成杠杆作用，使胸锁关节之锁骨端产生向上、向前的应力，造成关节的前向不稳定。当外力造成胸锁关节稳定结构破坏时，引起锁骨内端向前脱位。有研究表明，胸锁关节脱位后会造成关节盘破裂、卷曲，同时伴有胸锁韧带、肋锁韧带断裂，因此复位后维持复位困难。临床上尚缺乏行之有效的治疗方法，非手术治疗常引起畸形复发及慢性疼痛等。切开复位有创伤大、费用高、遗留瘢痕等缺点。

传统上对胸锁关节前脱位常采用夏氏法进行穿针固定。其以锁骨近端局部或胸骨作为进针点，克氏针与锁骨近端有 20° ~ 30° 成角，克氏针的走行与关节脱位的方向不垂直，不能有效阻挡锁骨近端再移位倾向，操作不慎易进入胸腔或纵隔。故临床上常出现内固定脱出、游走，甚至折断进入胸腔的现象。我们采用锁骨中段的转弯处为进针点，克氏针顺骨髓腔滑动，与锁骨内端平行、垂直胸锁关节面通过关节，使克氏针的走行与关节脱位的方向相垂直，增加了对抗各种不良应力的能力，最大可能消除了作用于胸锁关节的各个方向的应力，为关节周围组织的愈合创造了有利的力学环境。另外，我们于关节复位后理顺关节盘、清理关节腔内软组织，为关节愈合及功能恢复创造了有利的组织条件。

注意事项：①术中严格无菌操作，术后适当应用抗生素，预防感染；②确定克氏针位于髓腔内，并沿髓腔滑行，严防进入胸腔或纵隔；③折弯针尾，防止因松动进入胸腔或纵隔；④克氏针于术后 5 ~ 7 周拔除，防止因反复应力而折断。

优点：①操作简便，手术创伤小，不遗留瘢痕；②住院时间短，费用低；③固定可靠，术后不需要外固定；④效果可靠，术后关节功能恢复好，手术并发症少。值得临床推广应用。

四十一、手法复位自锁髓内钉内固定结合早期负重训练治疗股骨干再次骨折

股骨干骨折是骨伤科临床常见病、多发病，目前多采用内固定方法治疗，内固定取出后再骨折的发生率高达10%。再次骨折的治疗已成为骨伤科临床常见问题。

手法复位自锁髓内钉内固定结合早期负重训练治疗股骨干再次骨折，因系中心固定，术后再次骨折风险低，故具有良好的治疗效果。

（一）操作常规

1. 手术方法　手术采用持续硬膜外麻醉。病人取仰卧位，患侧臀部垫高约10 cm，髋关节屈曲45°～60°并极度内收，手法触摸股骨大转子最高点，自股骨大转子最高点沿股骨干长轴方向向近端切开约3 cm，逐层分离达股骨大转子尖，并向其内后方探及转子间窝，用三刃锥沿股骨干轴线方向在转子间窝中部钻孔，并用扩髓器沿骨孔扩髓达近骨折断端水平，选择合适型号的股骨自锁髓内钉，将其尖部导引槽开口钳夹闭合以利于髓内钉进入髓腔并沿髓腔滑行。将自锁钉安装在打入器上，自转子间窝的骨孔插入髓腔内达近骨折断端，用推挤手法复位断端，复位良好后，将髓内钉继续进入远折段髓腔达股骨髁部，X线检查骨折复位情况及髓内钉进入的深度，最后将髓内钉侧翼张开加强固定，安装尾部螺母，完成复位与固定。

2. 术后处理　术后不需外固定，麻醉消退后即可进行患肢肌肉的主动收缩练习。术后3～5天患肢肿胀减轻、疼痛消失，即可在夹板保护下挂双拐患肢外展约30°，负重15～30 kg行走，抬高患肢休息与行走交替进行，以患肢肿胀不明显为度。术后7～10天，患肢肿胀消失，可逐步加大负重重量直至

完全负重行走，术前膝关节功能较差的病人同时在夹板保护下进行膝关节主动功能锻炼。一般于术后 13 ~ 15 天可完全负重行走。25 ~ 30 天骨折断端出现明显骨痂、肢体肌力明显改善，可逐步恢复正常步态，并可进行下蹲动作以锻炼膝关节。

（二）讨论

国内外学者经过多年的临床观察与研究发现，内固定物应力保护作用及遗留在已愈合骨干上的螺钉孔导致骨强度下降，较小的外力即可造成应力集中部位再骨折。如何更好地复位与固定该类型骨折是目前骨科学者广泛探讨的问题。多数学者主张遵循保护断端血液供应、牢固固定、充分植骨以有利于功能锻炼的治疗原则。复位与固定方法各异，疗效也各不相同。再次钢板固定所造成的创伤及应力保护作用影响骨折的愈合，而且常因局部骨质强度下降导致固定失效。外固定架固定及交锁髓内钉固定虽然减少了局部创伤，但仍不能避免应力保护作用的影响，并且有时因股骨骨质失用性骨质疏松而发生骨质劈裂。

选用带侧翼的自锁髓内钉固定，除其主钉与髓腔前、后壁部分接触外，其侧翼通过切削作用嵌入内、外侧骨质中，形成了贯穿整钉全长的"固定带"，可均匀承载扭转与剪切力。没有钢板、交锁钉及外固定支架等固定方式所存在的应力保护效果，沿肢体轴线传来的挤压力可顺利传达至骨折端，使断端在不断的生物应力刺激下早期愈合。

断端周围组织由于以往创伤与手术，往往形成较广泛的粘连与瘢痕组织，较小的暴力虽然导致了再次骨折，但对折端周围组织的再损伤相对较小，常不能形成较大的侧移与短缩。巧妙利用这些病理特点结合推挤手法复位，常可达到满意的复位效果。另外，由于不显露骨折端局部，不仅减少了对局部血液循环的干扰，避免形成大范围组织粘连，影响患肢功能，而且髓内钉进入过程中，将髓腔内的骨屑等物质推挤到断端周围，形成局限性"血肿"，其中的骨祖细胞具有成骨作用，断端残存的骨外膜起到了诱导膜内成骨作用，达到了断端局部"植骨"的效果。我们在临床观察中也发现，术后 2 ~ 4 周断端周围即可出现少量骨痂影。

患肢外展约 30° 负重行走，能有效均衡因大腿肌肉力量不对称及股骨干固有的生理弧度所产生的断端应力不平衡，有利于消除断端的剪力作用。减少剪力对髓内钉的反复应力刺激不仅能使骨折断端产生加压作用，刺激断端骨愈合，而且能有效避免髓内钉的疲劳断裂及骨质劈裂。早期循序渐进的负重行走及膝关节功能锻炼减少了患肢骨质脱钙及失用性肌萎缩，加速了局部血液循环，不仅能促进骨折的愈合，而且有利于膝关节功能的恢复，使骨折愈合与功能恢复同步。

自锁髓内钉的选择应以髓腔直径为参考，以能紧密接触为度，过细固定不牢，过粗则进入困难，甚至导致骨质劈裂。对长斜形骨折者应尽可能选择较粗的髓内钉，有利于预防断端的短缩。对远端髓腔闭锁者，可在复位后用扩髓器先扩大远端髓腔，然后再用髓内钉固定。因合并膝关节强直的病人多数在内固定取出时进行过松解治疗，故不需进一步松解，但可在麻醉下进行适度的被动活动以利于术后功能恢复。

四十二、双针牵引治疗股骨下端骨折

股骨下端骨折是临床上常见和多发骨折，多数可通过手术治疗获得满意效果，但对一部分因局部软组织损伤或自身其他疾病而不能及时手术治疗的，我们采用双针牵引治疗。

（一）操作常规

1. 手术方法 用髁上牵引，对髁间骨折可先于透视机下在适当位置钻入 1 枚直径 3.5 mm 的克氏针，通过撬拨先行髁部关节面复位，复位满意后钻入对侧以固定髁部，然后根据骨折远端向前或向后于第 1 枚克氏针上方 2 cm 处偏前或偏后 0.5 cm 钻入 1 枚直径的 3 ~ 3.5 mm 克氏针，放置于布朗氏架上牵引。牵引时通过牵引弓尾撬拨第 2 枚克氏针，以使远折端向后或向前有一分力。

2. 术后处理 牵引 3 周后主动和被动活动膝关节，5 ~ 7 周后，管型石膏固定 4 ~ 8 周，根据骨折愈合情况指导练功。

（二）讨论

股骨下端骨折是一种严重的创伤，其治疗随着固定技术的发展和内固定材料的改进而产生许多方法。固定材料包括普通钢板、加压钢板、角度钢板、弓型钉、倒打带锁髓内针、交叉克氏针等。由于骨折后股中间肌及股前滑动机构有一定程度的损伤，再加上局部骨折出血，粘连制动后导致膝关节活动障碍及僵硬，通过以上固定材料都能使骨折端达到一定的稳定性，为以后的关节功能恢复创造良好的条件，但同时都遗留不同程度的关节功能障碍。往往需要第 2 次手术松解方能达到正常功能。但对于一些因局部皮肤损伤严重或其他疾病如糖尿病、心肺疾病、尿毒症等诸多因素而不宜进行手术者，我们通过双针牵引治疗，既能及时治疗骨折，同时又防止因手术刺激而加重本身疾病。对于髁上骨折，多由于外伤等原因而不能早期行夹板固定，且由于骨折位于股骨远端，夹板的作用不大，以往单针牵引往往因侧位片远折端偏前或偏后不好解决，且骨折位置不易维持。对于髁间骨折首先必须将关节面对和平整，减少创伤性关节炎的发生，采用双针牵引，第2枚克氏针既能防止髁间骨折关节面旋转，为良好复位打下基础，又能通过调整牵引力线经牵引弓尾给予一分力，起到调整远折端向前或向后的作用。通过调整牵引重量及力线使骨折能自动复位，既解决了因不能行外固定而不易维持骨折位置的问题，又解决了因局部软组织损伤较重或不能及时手术而延缓治疗的问题。

四十三、体外张力带治疗胫骨髁间前棘撕脱骨折

胫骨髁间前棘撕脱骨折是严重的关节内骨折，临床并不少见。我们采用自行研究设计的体外张力带治疗胫骨髁间前棘撕脱骨折，疗效显著。

（一）操作常规

1. 固定材料　体外张力带组采用自行研制的体外张力带固定。选用长 12 cm、直径 3.0 mm 的克氏针 2 枚，自中部弯成 90°，尖端保留克氏针原有的扁平尖并向内弯 60°，尾部 2 cm 长度制成普通公制螺纹并配有相适应的同等材质的加压螺母，形成 2 个张力拉钩；用同样材质制作 35 mm×10 mm×8 mm 固定块，钻 2 个直径 3.2 mm 相互平行的动力孔及居于二者间并与之垂直的固定孔 1 个，固定孔旁配有紧固螺栓，形成一套可调节加压的体外张力带。切开复位钢丝内固定组采用直径 0.5 mm 普通钢丝内固定。

2. 手术方法

（1）体外张力带固定经皮内固定治疗方法：手术采用股神经加坐骨神经阻滞麻醉。病人取仰卧位，用布巾于股骨髁部后侧垫高约 5 cm，使胫骨自然后沉，行膝关节腔穿刺，抽出关节内积血。先用直径 2.5 mm 的克氏针自髌骨下缘通过髌韧带刺入关节内，探及骨折块，拨动骨折块复位，并令助手持克氏针按压复位后的骨折块；术者取 1 个张力拉钩自髌韧带内侧平胫骨平台关节面水平刺入，进入 2～3 cm 时可触及临时固定的克氏针，结合 X 线透视情况，将张力拉钩尖部按压在骨块前内侧部，同法自髌韧带外侧刺入另一枚张力拉钩按压骨块外侧部，压紧拉钩。另一助手于拉钩尾部安装固定块及加压螺母，持固定块沿胫骨轴线向下牵拉，使拉钩尖部压紧撕脱的骨折块，用直径 3 mm 的

克氏针通过固定块中部的固定孔进入胫骨干部，直达胫骨干部后侧骨皮质，用紧固螺栓将克氏针与固定块锁紧。剪去多余的克氏针，调节张力拉钩尾部加压螺母，使张力拉钩紧密压住骨折块（图43-1）。

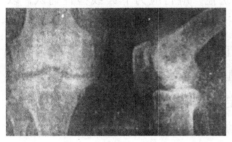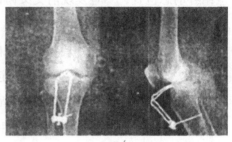

A. 术前 X 线片；B. 术后 X 线片。

图 43-1　胫骨髁间前棘撕脱骨折体外张力带固定治疗前后 X 线表现

行膝关节前抽屉试验及拉赫曼（Lachman）试验检查膝关节的稳定性，确认膝关节稳定性良好后，包扎各针孔，石膏外固定，结束手术。2 周后去除石膏，行膝关节功能锻炼，6 周后可去除体外张力带固定。

（2）切开复位钢丝内固定治疗方法：采用硬膜外麻醉，取患膝关节前内侧切口，于胫骨平台下约 2 cm 处向后上对准胫骨髁间棘钻两个骨性通道，相距 1～1.5 cm，在前交叉韧带附着的骨块上贯穿钢丝，并将钢丝两端分别自两个骨性通道由内向外引出复位骨块，将钢丝于胫骨前侧拧紧，缝合，石膏外固定。6 周后开始功能训练，术后 3～4 个月取出内固定钢丝。

（二）讨论

胫骨髁间前棘是前交叉韧带的附着区，胫骨髁间前棘撕脱骨折是一种特殊的关节内骨折。骨折的发生使前交叉韧带松弛，丧失了对膝关节的稳定作用。不适当的治疗会导致膝关节不稳定或因骨折畸形愈合致髁间窝撞击引起伸膝受限，所以按 Meyer-Mckeerer 分型 Ⅱ、Ⅲ 型胫骨髁间前棘骨折是绝对的手术适应证，而对于 Ⅰ 型骨折，亦应结合查体针对前交叉韧带松弛情况进行确认，必要时行麻醉下检查。部分 X 线甚至 MR 检查确认为 Ⅰ 型骨折的病例，在麻醉下检查时出现膝关节前抽屉试验阳性，经手术探查证实骨块完全撕脱，并且部分该类型骨折经石膏外固定后出现骨块移位，变成Ⅱ、Ⅲ型骨折，因单纯外固定不能完全限制膝关节活动，故不能只依靠X线检查确定Ⅰ型骨折，应结合动态检查，一旦发现前交叉韧带松弛，应行应力下X线检查确认，以免出现治疗失误。

手术切开复位内固定治疗胫骨髁间前棘撕脱骨折是一种临床广泛采用的治疗方法，手术显露清晰，复位与固定准确，膝关节前内侧切口是常用的手术入路。固定方法多种多样，包括螺钉固定、各种缝线固定、钢丝固定等，而自胫骨前侧拉出钢丝固定是临床较多采用的方法，具有操作简单、固定可靠、二次取内固定钢丝不需暴露关节等优点。无论哪一种固定方法，均需要完全暴露膝关节，需将髌骨向侧方形成脱位显露骨折部位，髌上囊、髌旁支持带均受累。由于创伤大、术后反应重，膝关节内粘连范围广，功能恢复困难，故术后常见膝关节强直现象。并且，我们对手术切开复位钢丝内固定治疗病例的观察发现，术后出现骨折块再次移位的主要原因是钢丝切割松质骨导致固定作用减弱所致，如选用较粗钢丝固定，虽可减少切割作用，但较粗钢丝固定操作不方便，易发生钢丝在术中不能充分拉直而后期因钢丝拉直导致固定作用减弱的情况。

关节镜下行胫骨髁间前棘撕脱骨折复位与固定是近年来发展较快的微创治疗方法，具有操作简便、创伤小、对膝关节干扰小的优点，但其多采用钢丝或缝线等固定方法，存在由此带来的缺陷，并且关节镜设备昂贵，手术需要熟练的技巧，目前尚不能广泛推广应用。

在体外张力带固定胫骨髁间前棘骨块过程中，通过调节加压螺母，使张力拉钩尖部对骨块产生持续的压力，避免了骨折愈合早期出现断端骨质吸收或钢丝（缝线）固定时因切割松质骨而出现固定作用部分失效的情况，使骨折断面间始终保持持续的应力刺激，有利于骨折的愈合。

无论哪种手术方法，术后均需要适当的外固定，而各种外固定均不能完全控制胫骨的前后滑动，其他"静态"固定在胫骨前后滑动引起的前交叉韧带对骨块反复牵拉的作用下，会出现不同程度的松动，这种松动一旦出现，无法通过非手术方法解决。体外张力带固定法是一种弹性固定，符合生物力学原理，可有效对抗这种外力，始终保持对骨块的良好固定作用。并且这种弹性的、可调节的固定力，允许膝关节进行早期功能锻炼，负重的膝关节功能锻炼可以增加关节软骨的营养和代谢能力，刺激多能间质细胞分化成软骨，加速它及其周围组织的愈合，减少骨关节术后僵硬，有利于恢复关节的生理功能。值得注意的是，该方法不能像手术切开那样进行关节内其他结构探查，所以术前要严格检查是否并发关节内其他结构损伤。

体外张力带治疗胫骨髁间前棘撕脱骨折具有器械简单、操作简便、复位与固定可靠、创伤小、关节功能恢复好、费用低、易于推广应用等优点，是目前治疗胫骨髁间前棘撕脱骨折的理想方法。

四十四、膝关节后交叉韧带断裂治疗临床分析

后交叉韧带是维持膝关节稳定的重要组织，它的损伤将导致膝关节不稳，影响膝关节功能。损伤后应该给予修复。现对后交叉韧带断裂的诊断治疗和胫骨附着处撕脱骨折手术的有关问题进行探讨。

（一）手术方法

单纯后交叉韧带胫骨附着处撕脱骨折复位固定手术治疗 26 例，采用硬膜外麻醉后，重复行拉赫曼试验和内、外侧应力试验，以进一步排除前交叉韧带和内、外侧副韧带损伤。病人取俯卧位，自膝后皮肤横纹上 2 cm，沿股二头肌内侧向下，至腓骨小头水平，稍向内弯，做一长 8 ~ 10 cm 的切口。注意保护腓总神经及腓肠内侧皮神经，从股二头肌内侧钝性分离，将腘窝部血管及神经拉向内侧，股二头肌拉向外侧，有膝中动脉横行穿过，必要时予以结扎。腓肠肌外侧头自股骨外髁切断一小部分，向下牵开，显露关节囊，摸清关节间隙，沿胫骨平台后侧切开关节囊，即能显露后交叉韧带附着处。看清骨片，清除血凝块及小碎骨片，将骨折片复位。根据骨片大小，用金属松质骨拉力螺丝钉固定 5 例，可吸收螺丝钉固定 8 例，2 枚直径为 2 mm 的钢针固定 10 例，尼龙线固定 3 例。冲洗后依次缝合关节囊、腓肠肌外侧头，关闭切口。长腿石膏夹膝关节屈曲 30° 固定 5 周，开始功能锻炼。合并内侧副韧带损伤胫骨附着处撕脱骨折的手术入路为膝内侧正中切口，辨别和修复内侧损伤状态，找出腓肠肌内侧头与后关节囊之间的间隙，向外牵开腘血管神经。中部损伤早期髌韧带中 1/3 移植重建 3 例，单纯长腿石膏夹固定 6 例。

（二）讨论

1.后交叉韧带损伤的治疗 从治疗效果来看，胫骨附着处骨片固定 26 例及髌韧带中 1/3 重建 3 例均为优良。中部断裂直接修复困难，采用髌韧带中 1/3 重建仍不失为有效的方法，但病例少，平均随访 2 年 7 个月，移植的髌韧带是否经久耐用，出现随时间延长而退变，须进行长期随访。单纯长腿石膏夹外固定效果差，出现关节不稳定、上下台阶困难、疼痛不适等症状，不能参加正常劳动。单纯外固定方法治疗，由于韧带附着处的移位骨片未能得到矫正，骨折不能愈合，其结果必然是关节不稳定、功能减退，导致骨关节炎的发生。因此后交叉韧带断裂应积极给予手术修复。后交叉韧带在膝关节静力稳定中具有一定的重要性，其主要功能是限制胫骨后移过伸、旋转、侧方运动。后交叉韧带是维持膝关节稳定的重要结构，它的断裂将直接导致膝关节后直向不稳定。后交叉韧带在阻止胫骨在股骨向后移位的作用中占 89%。当修补推迟 4 年后用关节镜观察发现，80% 的病人的有明显的骨关节炎发生。

2.手术入路 单纯后交叉韧带胫骨附着部骨折在手术治疗上应选择既能充分暴露骨折部位，又便于操作，同时损伤又小的切口。以往常用腘窝中央部 S 形 10～15 cm 的切口，需经过膝后血管神经组织，操作费时。Henderson 后内、后外侧进路，屈膝操作不方便，损伤部位显露不充分。我们认为本组切口操作简单，暴露充分。

3.内固定的选择 后交叉韧带胫骨附着处撕脱骨折，常见为一块较大骨片，应用两枚钢针或螺丝钉固定。金属螺丝钉固定日后取出困难，应用可吸收螺丝钉，省去了取内固定的二次手术，减少了病人痛苦，无金属内固定留在体内的后顾之忧，但可吸收螺丝钉价格较贵，因其抗扭转力较差，术中要用丝锥攻出足够深度的螺纹。应用钢针固定时取出较容易，针尾要折弯留于皮下，以防固定期间钢针移动伤及血管神经。多个骨片且骨片较小时，用尼龙丝线连同韧带附着处行 U 形固定。

4.早期正确诊断 单纯后交叉韧带胫骨附着处撕脱骨折的诊断，主要以 X 线检查及后抽屉试验为诊断依据。当 X 线片显示胫骨髁间隆突后方有骨片时，应首先想到后交叉韧带胫骨附着部骨折。损伤早期由于屈膝疼痛和肌肉痉挛后抽屉试验难以试出，有时临床症状不典型，肿胀、疼痛不明显，非专科医生容易误诊为一般软组织损伤，应常规进行 X 线检查。有时将该骨片误诊为单纯胫骨髁间隆突骨折，而单纯行外固定治疗，延误了手术时机。同时应排除合并前交叉韧带及内侧副韧带损伤。有时后抽屉试验阳性，被误诊为前抽屉试验阳性，其原因是在自然体位时，胫骨上端已下沉，处于后抽屉试验阳性，而以此点做前抽屉试验时，胫骨上端由后沉状态被拉回正常位，似乎是前抽屉试验阳性。因此需从侧方观察对比两侧胫骨结节隆起的高度，如发现胫骨上端后沉、胫骨结节低于对侧，为后抽屉试验阳性，则可能为后交叉韧带撕裂。还需在手术麻醉后进行一次验证。此外，后交叉损伤往往是一个复合性损伤，会合并侧副韧带和前交叉韧带损伤，本组病例合并损伤 6 例，应重视对复合伤的诊断。

5. 陈旧性骨折的治疗　我们对 3 例 3 个月陈旧性骨折病人进行复位固定，术前需仔细分析 X 线片及 CT 片骨片的大小、有否翻转移位以及与周围组织的关系；术中要识别瘢痕组织与骨片的关系，仔细分离，清除骨床瘢痕组织，不要盲目撬拨以免将骨片弄碎，适度牵拉后交叉韧带，以消除挛缩张力。2 例在原骨床复位固定，1 例不能在原骨床处复位，在原骨床前 5 cm 正中凿一与骨折片相匹配的骨槽固定。不要勉强在原位复位，以防止因张力过高，内固定时骨折片发生劈裂。后随访 3 例病例，后抽屉试验均为阴性。我们认为，小于3 个月的陈旧性骨折病例仍适应切开复位内固定。

四十五、胫骨平台骨折的手术治疗进展

胫骨平台是膝关节负荷结构，其骨折为关节内骨折，最常见于车祸和高处坠落伤，严重影响膝关节的功能和稳定性，近年来，随着诊断技术的发展，对胫骨平台骨折的认识愈发深入，更小的手术切口、更妥善的手术入路、更恰当的固定方法及固定装置，大大减少了胫骨平台骨折术后并发症的发生。现从治疗原则、手术入路、固定方式等对胫骨平台骨折的手术治疗进行综述。

（一）治疗原则

胫骨平台骨折是关节内骨折，治疗应遵循关节内骨折的治疗原则，即平整的关节面、正常的力线、稳定的关节、充分的软组织愈合、功能范围的活动及最终不继发退行性骨关节炎。解剖复位、恢复关节面平整一直是关节内骨折治疗的首要目的，而关节面的不平整则被认为是后期发生创伤性关节炎的主要原因。近年来，部分学者对此提出质疑，Marsh 等认为，患肢远期疗效取决于膝关节的稳定性，而非关节面复位。Watson 等认为，尽管残存关节面不平整，但如果下肢整体力线能被维持，仍能获得优良结果，维持力线较关节面的解剖复位对疗效起着更重要的作用。国内汤旭日等对 29 例胫骨平台骨折非解剖复位后病人膝关节功能的研究证实，与关节面不平整相比，关节不稳定及力线不良是导致关节迅速破坏的更主要的不良应力，并进一步指出，胫骨平台骨折要获得良好的治疗效果首先要恢复膝关节的稳定性，其次是恢复膝关节良好的力线，再者在保护膝关节软组织情况下恢复关节面的解剖复位。相关的临床研究表明，由于半月板在关节内的衬垫作用，胫骨平台骨折不同于其他关节内骨折，未达解剖复位而残存轻中度关节面台阶对膝关节功能影响不大，而通过骨折复位恢复下肢的正常力线及膝关节的稳定性，保留半月板，则对膝关节功能有着至关重要的影响。虽有上述理论的提出，但目前尚缺乏进一步的试验和临床研究，且对胫骨平台骨折后关节面可接受的最大移位程度仍未达成共识。

（二）手术入路和体位

手术入路的选择至关重要，它关乎术中操作及术后疗效。传统胫骨平台手术入路包括胫骨前外侧手术入路、膝前正中手术入路、膝内侧或前内侧手术入路及联合入路。膝前正中切口和内外侧双侧切口用于治疗复杂胫骨平台骨折，均取得了很好的治疗效果。二者各有优缺点。内外侧双侧切口有利于骨折复位，放置内固定，但其风险为切口间皮瓣坏死、伤口感染。而膝前正中切口可减少伤口感染风险，能较好地显露胫骨关节面、交叉韧带和半月板，有利于骨折复位及韧带修补。但采用此切口对皮下软组织剥离较多，术后可能出现皮下组织液化坏死。前外侧切口是治疗胫骨平台骨折的标准入路，但此切口无法显露内侧及后内侧平台骨折，对后外侧平台骨折的显露亦欠佳。

由于局部血管神经的存在及腓骨的遮挡，对胫骨后外侧平台骨折的显露一直不太理想。以往对其显露的方法，一种是采用前外侧切口，通过前外侧切口探查后外侧骨块并对其复位固定，但由于无法直接显露后外侧骨块，治疗效果欠佳；另一种是行腓骨截骨，以暴露骨折断端，虽有较好的治疗效果，但可能存在创伤过大、损伤局部血管神经的弊端。近年来，针对胫骨后外侧骨折，相关学者提出了各种改良入路，诸旭东等采用经腓骨小头上方入路治疗胫骨平台后外侧髁骨折取得良好的治疗效果；Johnson EE 等采用扩大 Tscherne-Johnson 入路，通过对 Gerdy 结节行截骨外翻，获得对外后侧平台的显露，亦取得了良好的治疗效果；Frosch 等报道采用改良的外侧或后外侧入路治疗 AO B_3 型、C_1 型、C_3 型胫骨平台骨折，该术式不切除腓骨头，可避免不必要的皮肤软组织及韧带肌肉损伤，尤其可保护腓总神经，中期临床效果确切；He 等报道采用后路倒 L 形入路，自后侧直接暴露胫骨平台双髁，直视下使用支撑钢板固定，既可显露胫骨平台后外侧骨块，又可显露后内侧骨块，手术时间及术中失血量较前明显减少。

（三）手术方式

1. 内固定技术　目前胫骨平台骨折的固定方式已转换为生物学固定模式，手术目的是恢复关节的外形轮廓、轴向对线、稳定性及其功能活动等。传统方法片面强调骨折固定的绝对稳定，因此骨折的生物学因素常被忽视，为追求骨折断端的绝对稳定和绝对解剖复位，往往手术切口大、暴露广泛、手术时间长，骨折断端的血运破坏严重，局部软组织损伤严重，后期并发症多。锁定钢板和MIPPO技术的出现改变了这一模式，其核心在于保护骨折愈合的生物学环境，尤其是保护断端的血液供应，取得了良好的治疗效果。Biggi利用MIPPO技术结合锁定接骨板治疗胫骨平台骨折，效果亦良好；Raza报道了利用微创接骨板治疗41例病人，也取得了显著的治疗效果，并指出老年病人是后期治疗效果不理想的一个重要因素。

目前对胫骨平台双髁骨折的固定方法尚存有争议，Lasanianos等通过实验比较髓内钉、外侧锁定接骨板、双侧支持接骨板的生物力学后指出，双侧支持接骨板可提供最大的失败负荷，对于髁间粉碎性骨折，外侧锁定接骨板效果最差，而双侧支持接骨板效果最好，应用外侧锁定接骨板具有较高的内侧平台塌陷率。Jiang R、Yoo等也证实了双侧支持接骨板可提供更为稳定的生物力学环境，拥有更高的固定强度。但有的学者并不认同，Ehlinger等通过对20例合并胫骨内侧平台骨折的病人采用外侧锁定接骨板结合或不结合螺钉固定，并进行随访，影像学和临床上均得到了满意的效果，认为对于合并内侧平台骨折的病人，单纯外侧锁定接骨板足以提供足够的固定强度。Weaver对140例胫骨双髁骨折病人进行手术治疗，并分为4组：①内侧髁无附加骨折，以单纯外侧锁定钢板固定者；②内侧髁无冠状位骨折，以单纯外侧锁定钢板固定者；③内侧髁存在冠状位骨折（冠状位上的骨折指内侧髁主要骨折线与股骨后髁轴线之间夹角在30°～45°者），以单纯外侧锁定钢板固定者；④内侧髁存在冠状位骨折，以内外侧双钢板固定者。通过测定术后即刻及骨折愈合时标准前后位（AP）X线片上胫骨平台关节面连线与胫骨长轴之间的夹角以判定骨折复位质量，认为对于大多数胫骨平台双髁骨折而言，单纯外侧锁定钢板能有效固定骨折并获得良好的疗效，但内侧髁合并冠状位骨折的病例以单纯外侧锁定钢板固定后骨折复位丢失的发生率较高，这可能与锁定钢板无法调整螺钉方向或内后侧骨折块较小而无法得到有效固定有关。因此，在软组织条件许可的情况下，对这类病例应该加用内侧钢板固定以支撑后内侧骨折块。由于每1例胫骨平台双髁骨折均有其特异的形态，因此必须根据每1例病例的具体情况来选择固定物以获得显著的疗效。考虑到传统锁定接骨板锁定螺钉的植入方向是严格定向的，不能根据骨折情况调整螺钉的方向，多轴锁定接骨板被开发使用。多轴锁定接骨板可根据骨折线的方向进行准确固定，具有足够的力学强度和稳定性，初期临床应用获得了较好的治疗效果，但目前应用尚不广泛。

2. 外固定支架固定技术　高能量胫骨平台骨折多伴有骨骼、肌肉、皮肤缺损，对于将来可能需要内固定的高能量损伤导致的胫骨平台骨折，外固定支架既可以作为临时外固定应用，以促进骨折复位和固定，为软组织愈合提供时间，又可作为胫骨平台骨折的最终治疗方法。早期多采用跨膝单臂外固定支架固定治疗高能量胫骨平台骨折，并取得了良好的治疗效果。但由于固定钉难以长期、有效地抓持粉碎骨块，且其用于粉碎性骨折后稳定性不足、复位易于丢失，因此，近年来单臂外固定架已很少作为高能量胫骨平台骨折的确定性治疗方法，而性能更好的环形组合式外固定架在临床上应用越来越多。环形组合式外固定架是将环形或半环形张力克氏针与半针外固定支架结合在一起，旨在充分发挥各自优点，适用于 Schatzker Ⅴ及Ⅵ型骨折、严重的干骺端粉碎性骨折伴或不伴骨干骨折、不适合用内固定的严重软骨下粉碎性骨折、骨筋膜室综合征或开放性骨折。Malakasi 等比较了60例胫骨平台骨折，其中30例行切开复位内固定治疗，30例行混合式外固定支架固定，并比较了手术时间、术后住院时间、开始负重的时间、发症和术后功能，并随访平均12个月，指出除在负重时间上切开复位内固定较混合式外固定治疗组早3周外，其他方面二者无明显差异。El-Alfy 等对28例高能量胫骨平台骨折（其中18例伴有不同程度的皮肤软组织损伤，6例有皮肤伤口，9例有皮肤张力水疱形成，3例有骨筋膜室综合征发生）行闭合复位混合式外固定支架固定，术后关节功能恢复满意，膝关节活动范围0°～140°，平均110°，认为混合式外固定支架固定是治疗复杂胫骨平台骨折满意的治疗方法，可允许早期功能锻炼，减少后期并发症的发生。Babis 等对 2002—2006 年 33 例胫骨平台骨折行组合式外固定支架固定，认定对胫骨平台骨折行组合式外固定支架固定可取得很好的临床和影像学结果，并且具有较少的并发症。Ariffin 等报道采用改良的组合式外固定支架治疗 33 例伴有严重软组织缺损的 Schatzker Ⅴ、Ⅵ型胫骨平台骨折，获得满意的临床疗效，证明此改良的组合式外固定支架可为骨折碎片提供足够的稳定性，同时可以保护局部皮肤，但仍存在针道感染，甚至引发化脓性关节炎的危险。

3.其他微创治疗技术

（1）关节镜技术：膝关节镜是应用最早也是最成熟的关节镜技术，1985 年 Jenning 首次将关节镜技术应用于一些相对简单的胫骨平台骨折治疗，开创了关节镜治疗关节内骨折的先河。随着技术的不断发展及器械的改良，关节镜下治疗胫骨平台骨折已经成为一种比较成熟的手术，具有手术切口小、不暴露关节腔、术中可提供良好的关节内视野、在处理骨折的同时可以对关节内其他结构的损伤进行准确判断和相应处理、可以准确观察关节面复位和平整程度等优点。Dallóca 等将 100 例胫骨平台骨折病人分为切开复位内固定和关节镜辅助固定两组，并随访 12 ~ 16 个月，认为对于 Schatzker Ⅰ型骨折，二者治疗效果无明显差异，关节镜辅助固定组可提高 Schatzker Ⅱ、Ⅲ、Ⅳ组的临床疗效，对于 Schatzker Ⅴ和Ⅵ型骨折，二者中期和长期临床效果都不佳，但关节镜辅助固定是此类骨折减少术后感染的最好选择。Siegler 等研究 27 例 Schatzker Ⅰ~Ⅲ型胫骨平台骨折病人行关节镜辅助固定手术的术后中期疗效，随访 24 ~ 138 个月，平均 59.5 个月，认为关节镜辅助固定手术病人中期疗效明显，除不能恢复体育运动外，其他方面疗效满意，虽有 47.6% 的病人 X 线片出现早期骨性关节炎的表现，但比切开复位治疗要少。Ruiz-Ibán 等研究表明，关节镜下修补胫骨平台骨折伴发半月板撕裂能获得良好的临床疗效，15 例经治病人经关节镜下二次探查证实，半月板愈合率达 92%。

（2）球囊扩张胫骨成形术：对于单纯胫骨平台压缩性骨折，传统复位方法是采用切开撬拨复位，复位后采用自体骨或骨替代材料进行植骨，虽可获得较好的治疗效果，但存在软组织损伤过大、植骨填充不充分且有时关节面复位难以达到满意位置、植骨不充分后期导致复位丢失等不足。近年来，受腰椎压缩骨折经皮椎体成形术的启示，球囊扩张胫骨成形术被提出，初期实验和临床研究取得了可喜成绩。Pizanis 等应用球囊扩张胫骨成形术治疗 5 例病人，术后 8 周随访时未见明显的胫骨平台高度丢失，远期随访 12～36 个月，均无胫骨平台高度丢失及创伤性骨关节炎的发生。他认为在不考虑经济因素的情况下，本治疗方法可以作为胫骨平台压缩性骨折（主要是 OTA Ⅲ型，Schatzker Ⅱ型）的比较有效的治疗方法。Vendeuvre T 等指出，利用球囊扩张后局部填充 pmma（骨水泥）再结合经皮螺钉固定可获得满意的治疗效果。总之，利用球囊扩张结合局部植骨、内固定治疗胫骨平台骨折初步显示出其独特的优点，但应用时间较短、费用高、无大宗对照病例及缺乏长时间随访，其具体治疗效果尚待进一步观察。

四十六、伸直型伸膝装置粘连的中西医结合治疗

伸直型伸膝装置粘连是下肢创伤常见的并发症之一，可导致膝关节的屈曲功能障碍。我们采用手术松解伸膝装置粘连和 CPM（肢体智能运动训练治疗护理器）及主动功能锻炼结合中药熏洗的方法治疗伸直型伸膝装置粘连，取得了满意的效果。

（一）操作常规

1. 手术方法　采用连续硬膜外麻醉，根据原手术切口方位的不同而采取膝关节前外侧或前内侧切口，逐层切开皮肤。深筋膜下剥离，显露股直肌，沿股直肌两侧分离股直肌与股内外侧肌。探查股中间肌及髌上囊。尽量将其与股骨粘连部分无创分离完全松解，如果股中间肌已经纤维化如绳索状则切除其已经纤维瘢痕化的部分，如果髌上囊有纤维化者也完全切除。然后切开内侧膝关节囊，分离股四头肌扩张部并切开，将关节囊周围软组织广泛分离。切除挛缩及紧张部分，将髌骨翻向外侧打开关节腔，清除关节内的瘢痕组织、骨化成分，清扫髌股关节面之间的粘连瘢痕组织。最后，术者一手握住患肢大腿，另一手握小腿下端均匀用力。屈曲膝关节尽量达到 120°～130°，保持此角度 5～10 分钟，多数病人可屈曲 90° 以上。如屈曲度数改善不大，说明股直肌有挛缩，可上延切口，行起点剥离或切断延长术，充分止血后在最大屈膝位缝合。放置负压引流管，关闭伤口。膝关节前侧石膏托固定膝关节于屈膝 90° 位以防止术后出血。24～48 小时拔出引流管，解除石膏外固定进行功能锻炼。

2. 术后处理　术后 2 周术口拆线，应用本院成方洗药熏洗膝关节，方药由川乌、草乌、艾叶、独活、金银花、刘寄奴、王不留行、透骨草、伸筋草各

10 g，宽筋藤、红花、防风各 15 g 组成。同时配合行 CPM 锻炼和自主功能训练，CPM 康复器停止使用后，继续熏洗及主动锻炼直至膝关节功能完全恢复。

（二）讨论

伸直型伸膝装置粘连是指由于创伤或手术以及感染产生膝关节滑膜病变或膝关节长期处于伸直位固定等因素引起的膝关节伸膝装置纤维粘连僵硬，屈伸活动功能受限。伸膝装置包括股四头肌、股四头肌扩张部、髌骨、膝关节囊、髌韧带等。膝关节粘连僵硬松解术应从关节外至关节内，逐步探查粘连范围，广泛彻底松解粘连，切除挛缩的瘢痕组织，清除赘生物，使膝关节被动屈曲达到最大范围，至少达 120°～130°，尽可能不行股直肌延长术。对股直肌确实有明显挛缩者，应行起点剥离或切断延长术，松解时不宜强行屈曲关节，以免引起副损伤。CPM 锻炼对伸膝装置粘连僵硬松解术后防止再粘连是十分有利的，但是这种被动活动最终须由主动活动所代替，术后早期持续被动活动仅仅是关节向主动活动的一个过渡。中药熏洗具有理疗和药物治疗的双重作用，通过对粘连僵硬关节局部熏洗，使玄府洞开，药力从皮到内，从筋到骨，直达病变部位，有效改善局部血液循环，促进新陈代谢。松解粘连，软坚散结，强壮筋骨，使关节周围软组织挛者舒、僵者柔，关节功能得以恢复。

总之，对膝关节伸直型僵硬采取手术松解粘连僵硬、术后 CPM 治疗及主动功能锻炼，结合中药熏洗充分体现了中西医结合治疗骨伤疾病指导思想的"动静结合、筋骨并重、内外兼治、医患合作"的现代医学治疗模式，故而有着满意的效果。

四十七、外踝骨折准确复位在踝关节损伤中的重要性

踝关节是既稳定又灵活的负重关节，是人体与地面接触的枢纽。人体能够完成站立、行走、下蹲、跑跳等动作，与踝关节的结构及肌肉的动力作用密切相关。因此，治疗踝关节骨折时，应充分考虑踝关节稳固负重与灵活运动这两种功能，忽视任何一方面都会影响踝关节的功能恢复。

踝关节在结构上的特点：人们在行走跳跃时，踝关节所承受的应力为体重的 2 ~ 4 倍，外踝细长，内踝短，腓侧副韧带较胫侧副韧带薄弱，易引起撕裂。由胫腓骨下端所构成的踝关节并非完全坚固，腓骨下端可做轻微向下、外及旋转活动。在背伸诸肌中使足外翻的第 3 腓骨肌不如使足内翻的胫前肌坚强。以上诸多原因使踝关节较易损伤，而损伤机制的多样化给治疗造成了一定的困难。

踝关节骨折属关节内骨折，其发病率为各关节内骨折的首位。这就要求我们在治疗中应使骨折解剖复位，准确固定，如关节面对位不良、踝穴增宽或变窄都会引起负重疼痛，关节不稳、松动或运动受限，日久发生创伤性关节炎。对于踝关节骨折脱位的治疗以往诸多学者皆以内踝为中心，强调内踝对于踝穴构成的重要性，忽视外踝的重要性，在治疗中把内踝的复位固定视为重点，强调恢复内踝与距骨的解剖关系，恢复距骨与胫骨远端关节面的关系，而忽视了外踝与距骨的关系。Ramsey、Riedo 等证明外踝向外移动，距骨亦随之移动。由于胫骨远端关节中央有嵴状隆起，而距骨滑车中央亦有相应的凹槽。如距骨移动，嵴槽吻合减少，距骨向外移 0.1 cm，胫骨与距骨接触面积就会减少 42%，之后随着距骨外移加大，接触面积逐渐减少，外移 0.1 ~ 0.2 cm，减少接触面积 56%；外移 0.2 ~ 0.3 cm，接触面积减少 65%；外移 0.4 ~ 0.6 cm，

接触面积减少 68%。胫骨与距骨接触面积减少，使单位面积承受压力增大，造成关节面负荷不均，踝关节后期易发生创伤性关节炎。长期临床观察认为，外踝骨折的治疗是踝关节骨折损伤的关键。

外踝是构成踝关节的重要组成部分，同时也是维持踝关节稳定的重要结构。Michelson T D 在 1995 年提出，踝关节在负重期 80% ~ 90% 的负荷经距骨体顶部传到胫骨下端，17% 通过腓骨向近端传导。外踝构成踝穴的外侧壁，外踝本身的轴线与腓骨干轴线之间有 10° ~ 15° 外翻角以适应距骨的外侧突。而距骨由于结构特点，关节面多且前宽后窄，踝关节跖屈时，距骨在踝穴向内旋转 4° ~ 8°。外踝的旋转、侧方移位、前后及外翻角的改变均能造成距骨在踝穴内失去稳定，最终导致创伤性关节炎。

我们在临床中观察到，对于双踝骨折脱位，不论术中或穿针期间，若单纯将内踝复位固定，踝关节依然不稳；反之，若单纯将外踝复位固定，虽未固定内踝，但踝关节能保持其稳定性。在踝关节骨折脱位情况下，内踝折块小或时间略长，先行复位内踝时，很难达到解剖复位，固定亦困难；反之，先将外踝准确复位固定后，内踝较易复位及固定。在早期我们亦强调内踝解剖复位固定的重要性，而忽视了外踝解剖复位固定的重要性。通过近年的观察，虽然内踝复位固定很正确，但是由于外踝有旋转及前后、侧方移位及外翻角改变等原因，改变了外踝的正常解剖位置，往往使术后距骨出现外移，病人有不同程度的踝关节不适感，严重者还会发生创伤性关节炎，而外踝解剖复位正确固定者均无不适感。

Weber 曾将踝关节骨折线按高低分为 A、B、C 型，A 型为外踝折线低于胫距关节水平间隙，B 型为外踝折线位于胫腓联合水平，C 型为折线高于下胫腓联合水平。治疗根据分型的不同而采用不同的方式方法，也强调外踝的重要性。综上所述，我们通过临床试验再次证明，距骨移位紧随外踝，外踝向外移位，距骨亦随之外移。外踝如能解剖复位固定，距骨亦能解剖复位。故治疗踝关节骨折脱位时，应尽量使外踝解剖复位及正确固定，以防止外踝骨折的旋转以及前后、侧方移位和外翻角的改变，恢复踝穴的正常结构，减少创伤性关节炎的发生。

四十八、手法整复结合经皮撬拨治疗跟骨关节内骨折

我们采用手法整复结合经皮撬拨治疗跟骨关节内骨折，效果满意。

（一）操作常规

1. **手术方法** 左侧为例。病人取健侧卧位，手术采用股神经、坐骨神经阻滞麻醉或连续硬膜外麻醉。用一枚直径 3 ~ 3.5 mm 的骨圆针在跟骨结节偏外侧约 0.5 cm 处进针，针尖朝向前下方略偏外侧，用骨钻带动骨圆针边进入边调节方向，直至针尖进入到塌陷的骨块下方。令病人屈膝 90°，两助手分别握持膝关节及前足对抗牵引，术者左手自踝前方，右手自跟骨体后上方捏持跟骨，双手拇指置于外踝下方、跟骨骨块向外突出处，其余四指分别自踝前、后绕到对侧，置于内踝下方做对抗。左手用力跖屈前足，右手掌根部小鱼际处利用杠杆原理，向下按压钢针撬动塌陷骨块的同时，双手拇指与其余四指以扣挤手法扣紧跟骨体。当钢针顺利撬动骨块使骨折嵌插解脱，且双手拇指感到侧突的骨块明显回位时，维持撬拨钢针及双手扣挤位置，助手用直径 2.5 mm 的钢针自跟骨结节下方约 0.5 cm 处斜向塌陷骨块位置（多位于距骨后关节面处）进针，当阻力明显增大时，再进入 1.5 ~ 2.5 cm，术者经摇摆、扣挤，跟骨形态无明显改变则证明固定可靠，否则应再加用一枚克氏针固定。针尾置于皮外，结合 X 线透视距下关节面平整，Bohler 角及跟骨的长度、宽度、高度正常后，拔除撬拨钢针，结束手术。

2. **术后处理** 术后中立位石膏夹固定于足背伸 90° 位防止跟腱挛缩，常规应用抗生素 3 天预防感染，4 周去除石膏及钢针，配合中药熏洗和足踝部活动练习，术后 8 ~ 10 周后视骨折愈合情况进行负重行走。

（二）讨论

跟骨骨折多由高处坠落伤所致，属高能量损伤。跟骨是人体主要的负重骨，由于跟骨主要由松质骨组成，故伤后关节面与距骨撞击、压缩、剪切等多重暴力的作用可造成跟骨粉碎性骨折并伴有骨折块的明显移位，跟腱的牵拉会造成 Bohler 角变小或消失，使人体正常的足弓形态消失，足底稳定的负重结构遭到破坏。由于跟骨生理形态与病理解剖的复杂性，目前尚未形成被多数医生认同的分型与术后评价标准，对于跟骨粉碎性骨折的治疗方法也一直存在争论，各种治疗方法都有其一定的优点和缺点，但总的治疗原则是一致的，即恢复 Bohler 角的大小，后跟距关节面的平整，矫正跟骨体增宽的横径。如不能达到这些复位的标准，将会出现扁平足、创伤性关节炎、腓骨肌腱卡压综合征等后遗症，严重影响足踝部的功能。

国内外许多学者支持手术切开治疗，其目的是在直视下尽可能地达到解剖复位，恢复跟骨的长度、高度、宽度、Bohler 角及距下关节面的平整，并进行坚强固定。手术切开治疗虽已取得了良好的复位与固定效果，但由于跟骨周围的软组织少，血液循环差，手术切开复位需较长的手术切口、广泛的剥离及复杂的操作，术后极易引起切口边缘皮肤坏死、愈合不良、感染、内固定物刺激皮肤、肌腱神经损伤等后遗症。赵亮等在对跟骨骨折钢板内固定治疗疗效和并发症的分析中指出，切开治疗跟骨关节内骨折虽然能取得较高的优良率，但也存在发生切口皮缘坏死、创伤性关节炎、肌腱炎等并发症的不可避免性。因此，探索一种骨折复位准确、固定可靠、并发症及后遗症少的治疗方法，仍是目前国内外学者在治疗跟骨骨折方面致力探索的课题和追求目标。

传统的牵引、扣挤、摇摆等方法配合距跟关节内外翻和踝关节背伸跖屈活动，能在很大程度上恢复跟骨总体的外形，但不能有效恢复塌陷关节面的平整，特别是有较大塌陷骨块时很难得到满意的复位，增加了后期距下关节炎的发生率。我们在结合手法整复的同时采用钢针撬拨塌陷的关节面，并下压因断端嵌插而上移的跟骨体部，就可以在很大程度上恢复跟骨关节面的平整及整体高度，并可使 Bohler 角恢复到正常的范围。双手手指在钢针将塌陷骨块撬起形成侧向移位骨块的回位空间时，顺势将向外侧移位的骨块挤压回位，经皮用钢针将塌陷骨块、跟骨体、距骨一同固定，可以起到稳定骨块及 Bohler 角的双重作用。手法整复结合经皮撬拨治疗跟骨关节内骨折是将传统中医的牵引、扣挤、摇摆等整复手法与现代撬拨复位有机结合起来的一种方法，该方法是中西医的有机结合，既融合了西医的治疗方法，也体现了中医传统的动静结合、筋骨并重的原则，能有效恢复跟骨的解剖形态，减少跟骨周围组织的损伤，保证了骨折断端周围有充足的血液供应，有利于骨折的早期愈合，允许进行早期的功能锻炼，防止关节粘连和跟腱挛缩，最大限度恢复患肢功能，避免了切开复位内固定所带来的并发症与后遗症。

　　该方法治疗跟骨骨折具有操作简便、创伤小、复位效果好、治疗费用低等优点，值得临床推广应用。

四十九、Sanders Ⅱ型跟骨骨折手法复位克氏针内固定术中植骨的临床研究

跟骨骨折约占全身骨折的 2%，其中 60%～70% 累及跟距关节面，治疗的目的是最大限度恢复跟骨的正常解剖对应关系及维持骨折复位后的稳定性，使跟骨重新获得正常的功能。跟骨骨折后常出现跟骨体几何形态改变，不影响足弓整体外形和力学稳定性，治疗不当会严重影响患足功能甚至致残。为此，多数学者主张采用切开手术恢复足部正常解剖结构，但切开治疗创伤大、并发症多，手法复位克氏针内固定术对跟骨周围软组织条件无特殊要求，具有复位准确、固定牢固、损伤小、并发症少等优势，但对骨折复位后遗留的骨缺损空腔是否需要植骨仍存在争议。我们对手法复位克氏针内固定与手法复位克氏针内固定联合小切口植骨治疗 Sanders Ⅱ型跟骨骨折进行了分析比较。

（一）操作常规

1. 手术方法　均采用股神经加坐骨神经阻滞麻醉或持续硬膜外麻醉。麻醉成功后，病人取健侧卧位，上气囊止血带。嘱助手牵引前足并使之跖屈，术者双手十指交叉如钳状并使掌根部扣挤在跟骨内外两侧。在助手反复屈伸踝关节的同时，术者用双掌根部反复横向扣挤跟骨体部并持续向后、向下方牵引，恢复跟骨正常宽度、长度及高度，当感到骨擦感逐步消失并有明显复位稳定感后证明复位良好。X 线透视确认复位准确后，术者维持复位，助手将一枚直径 2.5 mm 的克氏针自跟骨结节下方约 0.5 cm 处钻入塌陷关节面中部，克氏针与足底平面约呈 45° 角，当克氏针进入 3.5～4.5 cm 且感到阻力明显增大时，再进入 1.0～1.5 cm 后停止。然后再沿跟骨长轴钻入一枚直径 2.5 mm 的克氏针，当进入 6.0～7.0 cm 且阻力明显增大时停止进针。X 线透视确认骨折复位及克

氏针位置满意后，将钢针剪断，针尾留于皮外约 0.5 cm。

克氏针固定后将患足置于外侧面朝上的位置，在外踝尖下约 2 cm 的跟骨外侧壁处可扪及复位后出现的骨缺损凹陷区。以自创"注水法"测量骨缺损区范围（图 49-1）。将一枚 18 号硬膜外穿刺针（穿刺针 A）刺入骨缺损区，通过触探结合术前 CT 检查结果初步确定骨缺损区的大小及形态，并将针头置于骨缺损区最深处。再将一枚 18 号硬膜外穿刺针（穿刺针 B）刺入骨缺损区，穿刺针刚进入骨缺损区即可。用 20 ml 注射器抽取生理盐水自穿刺针 A 注入骨缺损区，反复冲洗直至将骨缺损区的淤血块冲洗干净。取一支 5 ml 注射器抽取生理盐水后连接在穿刺针 A 上，向骨缺损区内缓慢注射生理盐水直至生理盐水自穿刺针 B 溢出。拔掉注射器，排空其中的生理盐水后再次连接在穿刺针 A 上，缓慢回抽至无液体抽出时停止，此时注射器内液体的体积即为骨缺损量。

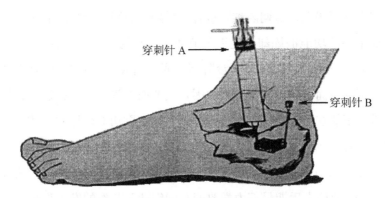

穿刺针 A

穿刺针 B

图 49-1 "注水法"测量骨缺损范围示意图

植骨组病人同时进行小切口植骨治疗。在骨缺损凹陷区域沿皮肤纹理做一 2~3 cm 长的切口，将皮下组织与骨质钝性分离，注意保护腓肠肌及腓肠神经。用止血钳探查骨缺损区形态，结合术前 CT 及术中透视结果，在其下缘上均匀选取不在同一平面的 3 个点，并测量其距缺损区上缘的垂直距离。根据测量结果取合适长度的人工骨条嵌于上述 3 处之间作为支撑，确认支撑骨条位置准确、稳定后，根据缺损区骨缺损量将人工骨条修剪为 2 mm × 3 mm × 4 mm 的细小骨块疏松填充在剩余骨缺损区，缝合切口。

2. 术后处理　术后均以短腿石膏托将踝关节固定于背伸 90° 位，并塑出足底外形。待麻醉作用消退后即行患侧足趾及髋、膝关节的主、被动功能锻炼，活动范围逐渐增大。3 周后去除石膏外固定，增加踝关节主、被动功能锻炼。5 周后取出克氏针，继续行不负重的功能锻炼，12 周后开始扶拐逐渐进行负重功能锻炼。

（二）讨论

正常情况下，跟骨的压力骨小梁主要起支撑人体重力的作用，张力骨小梁主要产生拉力、牵引及固定作用，维持跟骨正常形态。跟骨骨折出现的骨缺损区位于被称为"中央三角"的骨小梁疏松区，为相互交叉的三组骨小梁的中部，由于骨质疏松根本起不到支撑作用。当骨缺损量较小时，骨小梁在短期内可以愈合，并具有一定的支撑能力；而当骨缺损量较大时，即使进行准确复位也存在力学薄弱点，短期内难以愈合，早期功能锻炼会导致后距关节面逐渐塌陷，而早期的功能锻炼却是促进关节功能恢复的关键。术后 12 周开始负重锻炼后，非植骨组的后距关节面台阶高度明显增大，术后 24 周时明显大于植骨组。后距关节面台阶出现的主要原因是关节面下骨缺损体积过大，骨折复位后新生骨质不能在短期内达到有效支撑，后期负重功能锻炼时导致后距关节面逐步塌陷。我们在临床中发现，跟骨骨折术后出现后距关节面不平整，容易导致跟骨疼痛、创伤性关节炎等并发症。Rammelt 等研究发现，后距关节面台阶高度 > 1 mm 的病人后期足部力学改变及创伤性关节炎的发生率较高。俞光荣等认为，跟骨骨缺损体积 > 2 cm³ 就应进行植骨以减少后期关节面塌陷及相关并发症的发生。我们应将骨缺损 1.96 cm³ 作为植骨治疗的下限。

术中采用"注水法"测定骨缺损量，通过注水管缓慢注射生理盐水直至出水管流出液体，此时骨缺损空腔、缝隙及与骨折相通的关节腔内均已注满生理盐水，然后回抽。由于骨折已复位关节腔内的液体不会迅速流回骨缺损空腔，而骨缺损缝隙里充满的液体因存在表面张力也不易被抽出，因此，我们认为采用该方法所测得的数据较为准确。

对植骨组病人进行植骨时，将人工骨条均匀地嵌于骨缺损区上下缘之间，起到了支撑与促进骨折愈合的双重作用，使其在内固定取出后能够提供稳定的支撑，防止后距关节面塌陷，同时采用大颗粒状骨块疏松填充不仅减少了植骨量，降低了手术费用，而且能诱导骨折愈合。

本研究的结果提示，Sanders Ⅱ型跟骨骨折采用手法复位克氏针内固定治疗后，骨缺损量 > 1.96 cm^3 者，应进行植骨以防止后距关节面塌陷。

五十、带蒂骨膜瓣移位治疗粉碎性骨折

我们采用带蒂骨膜瓣覆盖结合钢板内固定治疗粉碎性骨折，取得良好效果。

（一）手术方法

常规麻醉。依骨折的部位采取相应常规入路，显露骨折端（显露时应尽量少破坏骨折周围软组织）选用合适的内固定材料。对于邻近干骺端的骨折，于骨折线的远端或近端设计合适大小的骨膜，以有较好血运的筋膜部位为蒂，长宽比例为 2∶1～3∶1，设计好移位的点和线。如移位角度较小，蒂部骨膜可不切断或部分切断；如移位角度较大，蒂部骨膜扭转过大或转位不理想，蒂部骨膜需切断，仅保留筋膜，用移位骨膜瓣覆盖除钢板外骨折周径；对骨折端附近骨膜破损严重，或无筋膜附着，无条件形成合适筋膜蒂骨膜瓣者，可将其一端合适长度（根据骨折断端情况）骨膜环形切断连同表面筋膜推进，形成套袖状筋膜蒂骨膜瓣覆盖骨折断端，将上述筋膜蒂骨膜瓣与周围残存骨膜或筋膜缝合固定。对于骨干中段粉碎性骨折可游离稍远部完整骨膜，连同其附着的正常肌肉组织，根据骨膜方向转位覆盖骨折断端。术后无须附加任何特殊处理。

（二）讨论

用骨膜瓣来覆盖骨折断端可改善骨折断端局部血供、促进骨膜成骨、缩短骨折愈合时间。严重粉碎性骨折软组织多挫伤严重，骨折块多游离、失去血供，这样的骨折愈合缓慢。我们将碎骨块良好复位后，用骨膜瓣覆盖，对小的游离骨块起到维持复位的作用，可避免出现再移位而导致骨缺损，增加骨折端局部的稳定性。而且，骨膜的成骨作用可使骨折局部骨生长因子增多，促进成骨细胞的增殖分化与血管形成。带蒂骨膜瓣既改善了骨折部位的微循环，增加了骨折的血供，又增加骨折端的稳定，从而加速骨折的愈合。该法具有操作简单、受各种条件限制少、手术可一次性完成、无须另外切口、无并发症等优点。

五十一、闭合复位小切口支撑植骨治疗跟骨骨折

我们采用闭合复位小切口支撑植骨术治疗 Sanders Ⅱ型跟骨骨折，经随诊观察取得满意疗效。

（一）操作常规

1.手术方法　术前行活血化瘀、消肿止痛及预防感染治疗。一般在伤后3～7天手术。术时病人取健侧卧位，采用股神经加坐骨神经阻滞麻醉或连续硬膜外麻醉。参照 X 线及 CT 片结合体表标志定位，用骨钻带到一枚直径3 mm 骨圆针自跟骨结节处进针达塌陷的骨块下方，患膝屈曲约 90°位，两助手分别握持膝关节及前足对抗牵引，术者左手自踝前方，右手自跟骨体后上方捏持跟骨，双手拇指置于外踝下方、跟骨骨块向外突出处，其余四指分别自踝前后绕到对侧，置于内踝下方做对抗。左手用力跖屈前足，右手掌根部小鱼际处利用杠杆原理，向下按压钢针撬动塌陷骨块的同时，双手拇指与其余四指以扣挤手法扣紧跟骨体。当钢针顺利撬动骨块，使骨折嵌插解脱，且双手拇指感到侧突的骨块明显回位时，维持撬拨钢针及双手扣挤位置，助手用骨钻带动直径 2.5 mm 的钢针自跟骨结节下方约 0.5 cm 处与足底平面约呈 45°角向塌陷关节面中部进针，当进入 3～4 cm 且阻力明显增大时，再进入 1.5～2.0 cm，如法平行此针钻入另一枚克氏针，拔除撬拨钢针，将固定钢针剪短置于皮外。然后将患肢外旋 90°置于手术台上，维持踝关节跖屈位，取直径约 4 cm 的纱布卷分别放置于跟骨体内外侧，用骨锤锤击外侧纱布卷。X 线透视骨折复位与固定准确，并确定塌陷骨块复位后所遗留的骨质缺损区位置，再于跟骨外侧塌陷

骨块下缘切一2~3 cm的纵向小口，避开腓肠神经终末支及肌腱、鞘管，皮下不做剥离，直达骨膜，显露跟骨外侧壁，分开外侧壁骨皮质，显露塌陷骨块复位后形成的"空腔"，清除血肿，用止血钳通过空腔探及塌陷骨块的下缘及其相对应的跟骨下缘皮质，估测二者间的距离，取适量长度的骨诱导人工骨2~3条嵌于二者之间支撑，确认植入物准确、稳定后缝合切口。

2.术后处理　术后中立位石膏固定于足背伸90°位，常规应用抗生素3天预防感染，1周后去除石膏，4周后拔除钢针，中药熏洗配合足踝部活动练习，术后6~8周逐步进行负重行走训练。跟骨骨折治疗前后X线表现见图51-1。

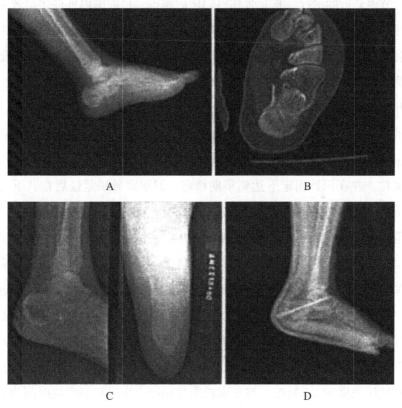

A.伤后X线片；B.伤后CT片；C.术后X线片；D.术后10个月骨折愈合。

图51-1　跟骨骨折前后X线表现

（二）讨论

跟骨是最大的一块跗骨，具有不规则的形态，并以多个关节面与周围跗骨相关联，是足部负重与传递应力的重要枢纽。由于其解剖形态的特殊性及与周围结构关系的复杂性，使跟骨关节内骨折的治疗变得十分困难，常遗留解剖形态失常及毗邻结构的病理改变，从而对足部生物力学性能产生很大影响，产生疼痛、功能障碍等一系列严重后遗症与并发症。正如 Magnuson 所指出的："没有一种骨折像跟骨骨折那样给肢体带来 30%～70% 的功能障碍"。所以，跟骨关节内骨折的治疗一直是骨伤科临床的难点。目前国内外许多学者主张切开直视下准确复位，坚强固定，以期取得良好的治疗效果。但由于跟骨主要由松质骨构成，骨折后断端嵌插压缩，术中常缺少复位标志，导致出现复位不足，关节面不平，跟骨短缩、高度丢失等问题。同时跟骨周围的软组织少，手术切开复位时进行广泛的剥离，极易引起切口边缘皮肤坏死、愈合不良、感染等手术并发症。

采用经皮撬拨复位对组织的损伤小，术者如操作熟练，可以对骨折进行准确复位，并在钢针固定下达到早期稳定。但塌陷骨块复位后在其下方形成的骨质缺损，若靠跟骨自身的成骨充填起到有效支撑作用需要很长时间，在早期负重应力作用下会出现骨折块向缺损处塌陷的倾向，常导致内固定取出后在负重康复训练过程中再度塌陷。如何解决这个问题是此类方法最终取得满意疗效的关键所在。由此我们采用准确定位植骨，既起到支撑作用，又能促进骨折愈合。为避免取自体骨对机体的二次损伤，我们选用骨诱导人工骨，该产品的成分为羟基磷灰石＋磷酸钙，能吸附人体自身的 BMP 等生长因子，植入体内7 天即快速诱导成骨，促进植入部位的血管化和骨性融合，大大缩短了康复期。其抗压强度 > 1.5 MPa，与正常松质骨相当，生物降解吸收时间为 6～18个月，可在很长时间内提供有效支撑，预防早期负重过程中骨质再塌陷。定点支撑植骨不同于传统的填塞植骨，正如 Thordarson 等认为的那样，跟骨为网状多孔结构（以松质骨为主），侧壁薄，对填塞植入的多个骨块缺乏合拢约束，易产生移位失去支撑作用，甚至压迫神经和肌腱。支撑植骨是对复位后的骨块力学薄弱点进行直接、有效的支撑，所需骨量少，可达到事半功倍的效果。此方法通过牵引、扣挤、摇摆等中医正骨手法结合钢针撬拨对塌陷骨块准确复位，再利用小切口定点支撑植骨有效维持稳定，避免术后骨折再次移位，允许早期负重锻炼，有利于距下关节功能的早期恢复。对组织条件要求低，干扰小，操作简便，并发症、后遗症少，恢复快。该法体现了微创治疗的优势，为跟骨后关节面塌陷骨折的治疗提供了一条新思路。

五十二、撬拨复位空心螺钉撑开固定治疗
跟骨骨折

我们采用撬拨复位空心螺钉撑开固定治疗跟骨骨折，取得良好疗效。

（一）操作常规

1.手术方法　完善术前各项准备，一般于伤后 5～10 天进行手术。采用"手法初步复位－钢针撬拨进一步复位并临时固定－空心螺钉撑开纠正残余移位并固定"的方法进行复位与固定。

手术采用股神经加坐骨神经阻滞麻醉或持续硬膜外麻醉，病人取健侧卧位，健肢屈髋、屈膝位，患肢伸直位。一助手双手环抱患肢膝上维持膝关节屈曲 90° 位牵引，另一助手双手持患侧前足维持体位并对抗牵引，术者双手四指于踝前相互交叉，掌根部分别扣紧跟骨内外侧，沿跟骨轴线向后下方牵引，在逐渐加大牵引力量的同时掌根部用力夹挤跟骨体部并反复将跟骨内、外翻。当术者手下感到跟骨体部外侧突起逐渐缩小或消失并趋于稳定时，表明复位良好，改用双手拇指抵于外踝下方，其余四指于跟骨内侧对抗，进一步按压外踝下方突起的骨块，并纠正跟骨向外侧成角，完成跟骨骨折手法初步复位。

上述操作完成后，术者双手维持复位，依据 CT 显示跟骨后关节面移位情况，一助手选用直径 2.5 mm 的克氏针自跟骨结节进针，经后关节面下方达关节面前侧骨折断面附近，持钢针向下带动旋转、下陷的后关节面复位，同时将跟骨侧方骨质进一步向中部挤压，恢复跟骨体的宽度。复位良好后，选用直径 2.0 mm 的克氏针自跟骨结节进入，斜向后关节面中部穿入，通过跟骨后关节面并进入距骨固定。

经过上述复位，跟骨关节面可达到良好复位，而跟骨体部骨折线常残留

部分嵌插移位，此时选用撑开型空心螺钉（图 52-1），沿临时固定的克氏针拧入，边拧入边透视下观察，随着螺钉后半部分进入骨质，跟骨体部嵌插明显矫正，螺钉达跟骨后关节面下 5.0 mm 左右，钉尾进入或接近进入跟骨骨质内，根据骨折类型可选择 1～3 枚螺钉固定。选用多枚螺钉固定时，应将多枚螺钉交替拧入，以均衡各点的力量。

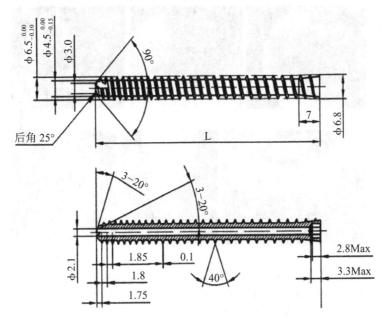

图 52-1　撑开型空心螺钉设计图

2. 术后处理　术后石膏托固定，应用抗生素 1 次，1 周后拆除石膏进行不负重功能训练，术后 6～8 周视骨折愈合情况逐步进行负重锻炼，完全负重行走一般在术后 10 周以后。跟骨骨折复位与固定过程及随访情况见图 52-2。

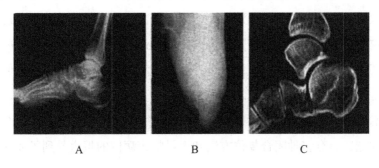

A　　　　　　　　B　　　　　　　　C

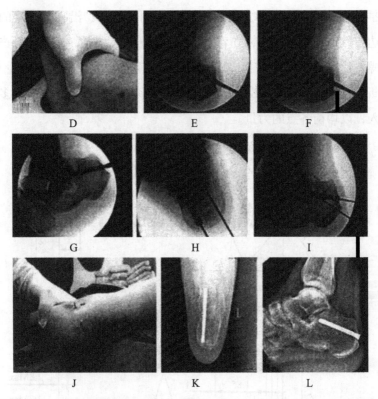

A～B. 左跟骨骨折X线片显示关节面不平、骨折端嵌插；C. 左跟骨骨折CT；D. 手法复位撬拨复位；E. 钢针穿入复位后的骨块；F. 沿钢针进入空心钉；G～I. 螺钉拧入，骨折端嵌插纠正，用钢针固定其余的骨块；J. 术后外观；K～L. 术后3个月骨折复位无丢失。

图52-2　跟骨骨折复位与固定过程及随访情况

（二）讨论

近年来，各种不同形状、塑形简易的钛质跟骨钢板在临床中的广泛应用，为复杂跟骨骨折切开复位内固定治疗带来了方便。国内外学者也逐渐达成了对明显移位跟骨关节内骨折切开复位内固定的共识，并为解决切开复位内固定所带来的切口问题不断地探索技术改进方法，虽然取得了显著的进步，但切口问题仍然是困扰医患的主要问题之一。

闭合复位内固定治疗跟骨关节内骨折是否可行，一直是近年来许多医生探讨的问题，也有多种闭合复位方法和大量临床病例的报道受到了业内专家的广泛关注，综合分析目前争论的问题，主要包括以下几个方面：①闭合复位是否能达到复位要求；②复位后形成的后关节面下骨质缺损是否影响稳定性；③如何解决骨折端嵌插。我们在闭合撬拨复位治疗跟骨骨折过程中发现，因有 CT 对骨折块移位情况准确定位，以及手术中 X 线透视辅助，单纯撬拨复位旋转移位的后关节面较易实现。撬拨复位后骨折端形成的骨质缺损是否需要植骨是一个存在争议的问题。主张植骨者认为，植骨可以早期填充骨块复位后形成的骨质缺损并提供支撑，可允许早期负重；而另一些专家认为，跟骨有着良好的血液供应，不植骨不影响愈合。目前，临床上尚没有确切的证据证明植骨与不植骨有明显的区别。

如何解决跟骨骨折断端的嵌插是跟骨复位与固定的关键问题。对于Sanders Ⅱ～Ⅳ型骨折，其受伤原因多为跟骨受到来自足底或距骨的强大暴力所致，骨折端受暴力的挤压形成骨折块的旋转、压缩、成角等系列移位，由于跟骨自身的解剖特点，发生骨折后，局部较薄且常呈粉碎状的骨皮质不能作为骨折复位的解剖标志及主要支撑结构，包裹其中的松质骨压缩缺损无法恢复原有形态，跟骨周围紧密的软组织包绕、肿胀等因素增加了复位的困难，这是骨折端难以复位与固定的主要原因。多数医生在切开复位过程中都有这样的经验，即复位过程中先将嵌插的骨折端解脱，再进一步复位较易成功，而采用外固定支架或撑开器辅助则更加便利。

在闭合复位与固定过程中，上述问题又有许多不同。闭合复位过程中，对于旋转移位的关节面、跟骨体部一般采用钢针经皮撬拨的方法进行复位，复位成功后需要立即对复位后的骨折块进行固定以防再次移位，当同时存在关节面移位及跟骨体部骨块旋转时，在撬拨过程中可同时纠正。由于跟骨解剖特点及骨折后断面骨质压缩特点，不能为钢针撬拨复位提供良好有效的支撑，骨折端嵌插不能通过撬拨完全纠正，因此，在跟骨骨折闭合复位过程中常需要对跟骨体部进行沿轴向的牵引以纠正嵌插，多采用跟骨体部横行穿入钢针牵引的方法进行复位。采用这种复位方法需要术者、多个助手协同一致才能达到复位的目的，但由于采用牵引复位后仍需较大牵引力对抗跟骨周围与之紧密相连软组织的回缩力量，并且两端牵引的助手和术者占据了术野周围有限的空间，助手在骨折端嵌插解除后进行固定过程中不能有效地结合透视定位，难以兼顾跟骨各个方向的参数，且需在复位过程中多次行 X 线透视观察，医生 X 线暴露较多；另外，为了阻挡牵张复位的骨块再次回缩，常采用多枚钢针交叉固定，由于钢针固定效力有限，许多病例仍发生后期骨折端复位丢失。针对上述骨折端嵌插移位复位与固定过程中存在的诸多问题，我们设计与制作了撑开型空心螺钉，该螺钉大致呈前细后粗的锥形，前端为小螺距螺纹，向后端逐渐变为大螺距螺纹，前端与后端螺纹最大差为 1.5 mm。因为螺距差异，螺钉在骨内旋转前进过程中形成骨折端的撑开作用，达到撑开骨折端、纠正嵌插移位的目的。我们在临床中观察发现，跟骨骨折端在经过初步复位后骨折端嵌插多数不超过7.0 mm，即螺钉拧入不超过 5 圈即可纠正。临床操作过程中可根据骨折端嵌插程度，每旋转 1~2 周便在 X 线透视下观察骨折端嵌插纠正情况，直至嵌插完全纠正，螺钉的全螺纹结构对复位后的骨折端固定作用良好。

　　该法适用于多种类型的跟骨骨折，不能仅以 Sanders 分型确定其适用范围，跟骨骨折涉及关节面的骨块较大，关节面复位后骨折端仍有嵌插移位者，均可采用该法治疗。通过临床应用，我们认为该法既可纠正单纯撬拨复位穿针内固定所难以解决的骨折端嵌插移位问题，避免因骨折端嵌插形成跟骨高度与长度的丢失，又可避免切开手术所带来的一系列并发症。但该法对于撬拨复位难以良好复位与固定的骨折类型是不适合的。该法经临床应用，取得了良好的临床效果，值得推广应用。

五十三、手法复位穿针内固定治疗 跖跗关节骨折脱位

跖跗关节骨折脱位比较少见，约占全身骨折脱位的 1%。我们采用手法复位闭式穿针内固定治疗该类骨折脱位，效果满意。

（一）操作常规

1. 手术方法　根据 X 线表现，这类骨折脱位分为 3 类：同向性骨折脱位、单纯性骨折脱位及分离性骨折脱位。所有类型骨折脱位均采用股神经＋坐骨神经阻滞麻醉，患足常规消毒铺无菌巾，一助手牵引前足，术者双手握持足中部，以拇指向前内及跖侧推压脱位的跖骨基底部，对于分离性骨折脱位复位时还须双手对向挤压。X 线透视下复位满意后，对于单纯性骨折脱位者，于第 5 跖骨基底部远 1 cm 处以 45° 角穿入一枚直径 2 mm 的钢针；对于同向性骨折脱位及分离性骨折脱位者，则在前者穿针的基础上，于第 1 跖骨基底部远 2 cm 处以 45° 角进针。钢针的尾部低于所穿跖骨水平面 5° 左右，贯穿第 2 或第 3 楔骨。

2. 术后处理　以无菌敷料包扎针眼部，石膏夹外固定，4 周后拆除外固定，带针进行功能锻炼，6 周后拔针。

（二）讨论

1. 发病原因　我们认为造成跖跗关节骨折脱位最主要的原因是人体在失去平衡时瞬间前足着地，此时身体倾斜力的交汇处在跖跗关节部，若交汇于第 1 跖骨基底部，且合力是外展力，则先破坏 Lisfranc 韧带，折断第 2 跖骨基底，使第 3~5 跖跗关节脱位或骨折脱位，造成外侧 3 个跖骨基底在其相应的关节面上向背外侧滑动，形成同向性骨折脱位。若交汇于第 3~5 跖骨基底部，且合

力是旋转应力时，可以造成第 3～5 跖跗关节部单纯性骨折脱位。若交汇于第 1～2 跖骨之间时，可以造成分离性骨折脱位。此时外力沿足纵轴传导，其作用方向沿第 1～2 跖骨之间，当力传导至跖跗关节部时，遇到失衡状态下人体的重力作用而发生力的侧方偏移，合力首先使第 1 跖骨基底向内侧移位，由于鞋的挤压力使第 1 跖骨在向内侧移位时受到强大的反弹力，该力向外侧作用于第 2 跖骨基底，造成第 2 跖跗关节稳定结构被破坏，之后第 3～5 跖跗关节被破坏，使第 2～5 跖骨基底向外侧脱位。虽然足外侧也有鞋的限制，但可以通过第 5 跖骨基底或骰骨外缘的压缩骨折来弥补。

2.治疗方法的选择　传统的方法是闭合复位石膏外固定，但对于复杂的同向性及分离性骨折脱位，由于复位较困难，因此行切开复位。但切开复位韧带损伤较重，骨膜剥离大，骨折愈合及韧带修复时间延长，使内、外固定时间延长，延缓了练功时间，病人又需住院治疗，切开后又有感染因素的存在，无疑加重了病人的痛苦与经济负担。闭合复位后，单纯使用石膏外固定，由于固定不可靠，很容易造成再脱位，这是因为合并多个跖骨基底骨折的损伤，由于关节囊及韧带撕裂变长，复位时可能嵌入脱位间隙，使得复位后关节缺乏稳定性，固定不可靠会导致再脱位。且石膏外固定如果更换不及时，松动的石膏难以维持复位。手法复位在麻醉状态下进行，一旦麻醉状态已过，肌腱、韧带等其他软组织牵拉，若没有坚强的内、外固定可致再脱位。有学者主张复位后夹板外固定，但因固定更不可靠，故此法不可取。我们认为几乎所有跖跗关节骨折脱位都是不稳定的。各种复杂类型的骨折脱位，无论是同向性还是分离性，其特点都是第 2 跖骨基底部骨折移位及第 1 跖骨基底的向内或向外移位。我们在整复这类骨折脱位时，只要抓住这个特点，恢复第 2 跖楔及第 1 跖楔关节的正常关系，着重解决第 2 跖跗关节相对偏后位，其他问题就会迎刃而解。我们主张病人初诊时即在麻醉下复位，闭合穿针，石膏夹外固定，这样易复位且可以使复位得以维持，防止了再脱位的发生。术后 4 周去石膏，带针练功，6 周后拔针。这样就提前了功能锻炼的时间，减轻了病人的痛苦与经济负担，疗效满意。

五十四、闭式穿针固定治疗不稳定性胫腓骨干闭合骨折

我们采用手法复位、闭式穿针内固定、小夹板石膏联合外固定的方法治疗不稳定性胫腓骨干闭合骨折，效果满意。

（一）操作常规

1. 手术方法　在股神经及坐骨神经阻滞麻醉无菌操作下行整复固定。病人取仰卧位，屈膝，两助手顺势对抗牵引 3 ~ 5 分钟，牵引过程中调整力线使患足呈中立位，以纠正成角、重叠及旋转移位。然后用对挤手法纠正侧方移位，用提按手法纠正前后移位。有粉碎骨片者用按压手法使之复位。检查"台阶"感消失，胫骨前嵴平整，提示骨折已复位。维持对位，一助手取一枚直径 2.5 ~ 3 mm 的骨圆针自小腿内侧骨折线中点刺入皮肤，触及骨质后，与胫骨长轴垂直进针，横穿两骨折端。另取同样粗细骨圆针一枚，与骨折平面垂直斜向穿过两骨折端。检查骨折稳定后，将针尾折弯剪短，残端留于皮外，无菌敷料包扎。小夹板外固定（胫骨下 1/3 骨折用超踝关节夹板），夹板外再用长腿石膏固定。

2. 术后处理　术后第 1 天开始练习股四头肌的等长收缩及足趾的背伸和跖屈。第 6 周左右拆除石膏，改用夹板外固定，同时进行膝、踝关节功能锻炼，并开始下地由扶拐不负重行走到逐渐扶拐负重行走。第 10 ~ 12 周取出内固定，夹板外固定下继续功能锻炼。

（二）讨论

胫腓骨骨折的治疗一般采用闭合复位外固定、切开复位内固定和牵引

3 种方法。闭合复位外固定适用于横断或短斜型等稳定的胫腓骨闭合骨折，对于不稳定的长斜型及螺旋型骨折则较难维持复位后的位置不变。切开复位内固定创伤大，操作烦琐，易发生皮肤坏死感染等并发症。而位于皮下的胫骨一旦感染，后果严重，故除非合并神经血管等损伤或开放性骨折，一般不主张切开手术治疗。牵引治疗需长时间保持某一体位，生活不方便，住院时间长，适用于有严重软组织损伤或合并小腿筋膜间隔综合征的病例。我们采用的手法复位是闭式穿针内固定术，不切开皮肤，不破坏骨折局部内环境的稳定性，既有利于骨折愈合，又降低了感染率，并且操作简单，住院时间短，经济负担轻，病人痛苦少，尤其适用于长斜型或螺旋型等不稳定的胫腓骨闭合骨折。

　　与接骨板内固定相比，骨圆针内固定是不牢固的，这就要求外固定必须可靠。单用石膏外固定，因石膏较重，极易造成骨折成角畸形。小夹板与石膏联合应用，既获得了可靠的外固定，又可避免骨折端的旋转或成角，并可避免因石膏压迫针尾导致的术后疼痛。

　　临床上采用本法治疗时，应注意以下几点：①合并腓骨干骨折时，胫骨复位后，腓骨一般能相应复位，虽有时位置稍差，但一般不需处理。若合并外踝骨折者，必须解剖复位，必要时亦应经皮穿针固定。②在有石膏外固定期间，夹板固定可稍松；拆除石膏外固定后，则应按正常松紧度捆绑夹板。③患肢基本消肿后即可出院，出院时应检查夹板的松紧度，予以调整，并要求其按时复诊，接受检查及指导，避免夹板过松或过紧导致外固定不可靠或影响肢体血运，避免因外固定时间过短或过长导致骨折不愈合或影响功能锻炼。

五十五、骨折端微动数字化测控系统在胫腓骨中下段双骨折外固定支架固定后早期负重锻炼中的应用

在骨折端适当的微动能促进骨痂增殖，加速骨折愈合。诱发骨折端微动的方式主要有主动和被动两种。但目前的设备和方法均无法对主动负重产生的骨折端微动进行有效控制和测量。为此，我们研制了骨折端微动数字化测控系统，并将其用于胫腓骨中下段双骨折外固定支架固定术后的早期负重锻炼。

（一）操作常规

1. 方法　所有病人的胫骨骨折均采用外固定支架进行固定，术后 7 天内患肢制动，仅进行踝关节活动，术后第 8 天开始应用骨折端微动数字化测控系统进行负重锻炼。

骨折端微动数字化测控系统由上位计算机配置软件系统及下位数据采集系统两部分组成，二者之间通过 RS232 方式通信。下位数据采集系统的信号采集单元由 4 个相同的应变式位移传感器按全桥方式连接，可测量外固定支架受力过程中的微小位移并转化成电信号传出。

开始锻炼前将骨折端微动数字化测控系统的 4 枚传感器粘贴在骨折远近端 4 枚固定螺杆上，依次连接系统各部件。分别选择骨折远近端距骨折端近的 1 枚螺杆，将数字显示千分表两端分别与螺杆相连，连接点尽可能贴近骨质表面。将骨折端微动范围设定为 0.1 ~ 2 mm，当骨折端微动范围超过 0.1 mm 时报警系统会发出第 1 种警报音，提示负重达到要求范围，当微动范围超过 2 mm 时报警系统则会发出第 2 种警报音，提示微动超出安全范围。打开测试

开关，要求病人扶双拐负重行走，负重量由轻到重，当系统发出第1种警报音时，要求病人注意维持负重量，一旦出现第2种警报音则减轻负重量。反复练习，直到病人可自行控制行走力度，以系统发出第1种警报音，且不发出或偶尔发出第2种警报音为度。每次行走时间由病人自行确定，以骨折局部无明显肿痛为度，行走结束后关闭电源开关。每周对测控系统中的存储信息进行收集整理，并对设备参数进行重新测试和设定，以消除误差（图55-1）。

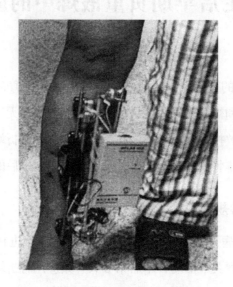

图 55-1　骨折端微动数字化测控系统

2.术后处理　术后6周开始对患肢进行X线检查，2周1次，观察骨折愈合情况，确定骨折临床愈合时间。骨折达到临床愈合标准后，患肢负重状态下将外固定支架固定夹放松后再重新固定，以后每2周重新调节1次外固定支架，以减少外固定支架对骨折端的应力遮挡，当骨折达到骨性愈合标准后拆除外固定。

（二）讨论

目前尚无能全面阐述不同骨折、愈合不同阶段微动促进骨折愈合的细胞生物学和分子学理论，也没有可以测定特定骨折微动参数的系统方法。目前国内外在该领域的研究仍处于动物实验阶段，所用设备和方法不能应用于临床，而采用肢体主动式负重产生可控性骨折端微动更是该领域的研究难点。

我们研制的骨折端微动数字化测控系统可在不改变骨折固定的前提下对骨折端的微动进行无创、连续动态监测。该系统采用4个传感器按全桥方式连接，可获取较为精确的信号，而且设备体积较小，便于携带，配合大容量的存储卡可记录存储病人长时间运动过程中的相关数据。前期的研究结果也证实该系统可准确测定外固定支架固定的胫骨骨折受到纵向力过程中骨折端的微动范围。根据以往的研究结果，我们将病人负重锻炼过程中骨折端的微动范围设定在 0.1 ~ 2 mm，既保证了骨折端可以得到有效刺激，同时也能避免过度负重影响骨折愈合。

胫腓骨中下段双骨折外固定支架固定术后，应用骨折端微动数字化测控系统进行早期负重锻炼，可精确控制骨折端微动范围，有利于促进骨折愈合。

五十六、经皮穿针治疗儿童股骨髁上骨折

股骨髁上骨折是临床较常见的骨折，因儿童股骨髁上解剖特点的特殊性使其在治疗上存在一定难度。选择合适的内固定及手术方式是治疗的关键，我们采用经皮穿针治疗儿童股骨髁上骨折，疗效满意。

（一）操作常规

1. 手术方法　手术采用全身麻醉或硬膜外麻醉。病人取仰卧位，患肢屈膝 45°，两助手分别持大腿近段及小腿上段对抗牵引，纠正骨折端重叠移位，术者根据骨折类型在骨折端行手法复位，恢复股骨下段力线。一般先纠正前后移位，后纠正侧方移位。两助手维持牵引，用骨钻带动直径 2.0 ~ 2.5 mm 的克氏针于股骨外髁骺线上方进入骨折远端，注意避免损伤骨骺，通过骨折线后突破于骨折近端对侧皮质。同法于股骨内髁打入另一枚克氏针交叉固定。手法检查骨折端稳定情况，结合 X 线透视观察骨折对位对线及克氏针位置，满意后将针尾剪短折弯留于皮下，无菌包扎，石膏夹外固定。

2. 术后处理　常规应用抗生素 3 ~ 5 天，术后麻醉消退后开始鼓励病人进行股四头肌收缩运动，3 ~ 4 周后根据 X 线片示骨折愈合情况，去除外固定并行膝关节屈伸功能锻炼，术后 6 ~ 8 周骨折愈合拔除克氏针。

（二）讨论

儿童股骨远端骨骺是人体内最大、生长最活跃的一个骨骺 - 骺板单位，股骨髁上骨折保守治疗的困难在于复位并维持复位位置，各类外固定仅适用于少数嵌入型骨折的治疗，绝大部分病人需要行牵引复位，并维持牵引至骨折临床愈合（通常为 8 ~ 12 周），或在骨折纤维愈合后改用石膏管型或支具固定。

膝关节固定超过 4 周就会发生退行性改变，从而导致膝关节粘连、僵硬。相关研究认为，尽管儿童骨折愈合的时间短，但手术治疗仍是最好的选择。但由于儿童股骨远端的解剖特点，切开复位内固定时邻近骨骺，因此内置物难以选定，且手术切开操作，损伤较大，必然会破坏骨膜及局部血液循环，影响愈合时间，发生感染等并发症的概率增加。

采用经皮穿针内固定可避免因手术带来的一系列并发症。采用两枚克氏针交叉固定，在骨折端形成了一个稳定的三角区域。利用骨折端两侧坚固的骨皮质及克氏针的弹性将骨折端卡紧，在增加稳定性的同时，亦防止旋转，减少了骨折端成角、短缩移位的可能。克氏针内固定因其周径小而对骨骺的干扰降低到最低程度，患肢因骨骺损伤过度生长发生率低，一般不会导致骨骺早闭，并且不加重局部软组织损伤，减少了局部粘连，钢针交叉固定相对牢靠，允许早期开始功能锻炼，避免了膝关节的功能障碍。

对于治疗儿童股骨髁上骨折时易出现的骨骺损伤、内固定失效等问题，进针点的准确选择、克氏针的固定部位是治疗成功的关键。术前观察 X 线片、了解远折端断面与骨骺线的距离、术中进针前应用 C 形臂 X 线机透视定位可增加手术准确性。由于股骨髁上部位是股骨髁部至股骨干的连接部，干骺端扩大，尤其是在内侧构成膝关节宽大的负重面，克氏针在通过骨折线后不易准确固定于近端对侧皮质，或者固定点距骨折端较近，力臂偏短，达不到固定的要求。故在克氏针进入骨折远端后，应极力减小克氏针与股骨纵轴之间的角度，以求获得较长的固定力臂，使骨折端更加稳定。但是，因成人及体重较大的儿童肌肉发达，克氏针无法承受大腿肌肉强大的拉力，易发生固定失败。因此，此方法不适用于成人及体重较大的儿童股骨髁上骨折。经皮穿针治疗儿童股骨髁上骨折具有损伤小、愈合快、不损伤骨骺、避免二次手术等优点，是一种较为实用的治疗方法。

五十七、梅花针加克氏针治疗股骨干骨折

股骨干是人体最长的管状骨，其骨折约占全身骨折的 6%，儿童较多见，成人往往合并其他部位的骨折。虽然治疗股骨干骨折的方法很多，但各有其不同的缺点。我们采用普通梅花针加克氏针治疗股骨干骨折，克服了以往治法的缺点，收到了很好的效果。

（一）手术方法

常规固定后，在解剖复位下，于前外侧或前侧骨皮质内斜行穿过骨折线，用直径 2 ~ 2.5 mm 克氏针加以固定（该针既加强了固定，又克服了骨折端的旋转）。如有蝶形骨块或较大的骨折块亦可在稍做剥离后使克氏针贯穿固定，针尾折弯，紧贴骨皮质。术后常规行负压引流以防髓内渗血或局部软组织外伤后液化、积液较多而致感染等，影响骨愈合及关节功能恢复。术中克氏针可根据骨折情况而采用不同方向，但应注意必须在皮质内穿过。

（二）讨论

梅花针固定有明显的优点，其操作简便，对骨折局部损伤较轻，因其为弹性固定，对骨折愈合迟缓者可形成纵行加压进而达到加速愈合的目的。但其也有明显的缺点，由于股骨干髓腔为圆形而梅花针也为圆形，即使两枚梅花针相套仍能产生旋转，因此对粉碎性骨折尤其是斜形及螺旋形骨折者不宜使用。对股骨中下段骨折，因远折端髓腔较粗，固定效果较差者也不宜使用。术后因其抗旋转功能较差，影响膝关节功能的早期锻炼，给病人造成不必要的痛苦，所以我们采用梅花针加克氏针克服了以上缺点。该方法操作简便，手术时间短，局部损伤小，出血少，为愈合打下良好基础。病人术后即可早期活动膝关

节，防止关节僵硬等并发症。且梅花针内固定术切口小（7～10 cm），术后瘢痕小，愈合后在门诊手术室行 2～3 cm 小切口即可取出，无须住院。术后克氏针只有 3～5 cm 长留于体内，不妨碍正常活动，可不必取出。本法操作简便，尤其适用于基层医院。

五十八、跟骨骨折经皮穿针小切口植骨与非植骨治疗的比较研究

跟骨骨折是临床较常见的复杂骨折之一。2002年以前对后距关节面骨块呈舌状塌陷的 Paley Ⅱ 型骨折采用闭合复位经皮穿针治疗，取得了一定效果，但是部分病例出现拔除钢针后关节面再度塌陷的情况。为了解决这一问题，2002年以后，我们采用闭合复位经皮穿针再加小切口植骨的微创手术方法治疗 Paley Ⅱ 型跟骨骨折，与既往的非植骨方法比较，疗效显著改善。

（一）操作常规

1. 手术方法

（1）麻醉及体位：股神经加坐骨神经阻滞麻醉或硬膜外麻醉。病人取侧卧位，患肢在上，常规消毒铺巾，无菌操作。

（2）手法复位：先用一枚直径 3~4 mm 的骨圆针在跟骨结节上的跟腱附着点处外侧进针，针尖朝向前下方偏外侧，待针尖进入到骨折间隙处，可感到阻力顿减。术者一手使足跖屈，同时另一手持钢针将塌陷的关节面撬起，再将双手十指交叉，双掌根部如钳状对抗扣挤跟骨内外两侧，手下可有明显复位感。由助手一手扶持撬拨钢针，另一手握患肢前足，反复有节律地屈伸踝关节。术者同时双掌根部反复扣挤、摇摆，二者配合，至踝关节屈伸流利、骨擦音逐渐消失后，提示复位成功。结合 X 线透视关节面恢复平整，进一步证实骨折已达良好复位。如扣挤手法力量较弱，不足以有效复位，可用"击打"手法：以无菌纱布折叠成大小、厚度适宜的方块状，垫于跟骨内、外侧面，内侧在下、外侧在上，以骨锤击打外侧面，每击打一下，屈伸踝关节数次，如此反复，直至跟骨外侧面突起复平，骨擦音消失，证实复位成功。如有轴向短

缩，可加用牵引手法，以自制跟骨复位钳夹持跟骨结节，手握前足对抗牵引，也可用斯氏针穿过跟骨结节代替跟骨复位钳作牵引用。

（3）经皮穿针内固定：维持复位，助手取直径 2.5 mm 的钢针安装于手摇钻上，自跟骨结节后下缘进针，斜向后跟距关节面方向钻入距骨，钢针突入跟距关节间隙时有突破感，进入距骨后阻力增大，在距骨中前进时持续存在较大阻力，至阻力突然增大时说明针尖已达距骨的胫距关节面下。此时针尖位置最佳、固定最牢靠。初次操作经验不足者手感不清晰，可配合 X 线透视。固定钢针位置满意后，针尾折弯剪短置于皮外，拔除撬拨钢针。视粉碎骨块数量补穿一至数枚钢针加强固定，或经皮自跟骨结节后侧顺跟骨长轴钻入 1~2 枚直径 2.5 mm 的钢针（非植骨组全部治疗过程到此结束，植骨组继续下一步治疗）。

（4）小切口植骨：经皮于外踝下方跟骨外侧壁扪及骨折缺损凹陷处，切开皮肤约 1 cm，避开足背外侧皮神经、腓骨肌腱，钝性分离直达骨折端，以血管钳探及骨折缺损凹陷后，取自体髂骨或同种异体骨条植入，填充骨缺损，缝合切口。石膏夹外固定于足跖屈 30° 位，将足底石膏塑出足弓外形。

2. 术后处理　两组术后均预防性应用抗生素 3 天，口服活血化瘀、促进骨折愈合药物。4 周后拆除石膏，练习踝关节活动，坐位踤脚、滚轴练功，可扶双拐不负重行走。4~6 周 X 线检查有明显骨痂形成后拔除骨圆针。术后 3 个月逐步扶双拐负重行走。植骨组 7~10 天刀口拆线，异体骨植入者静脉滴注激素 3 天，以防止排异反应。跟骨骨折治疗前后 X 线表现见图 58-1。

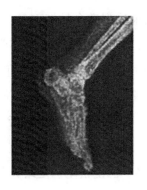 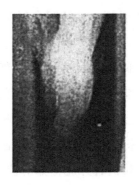 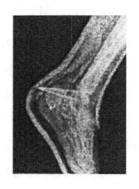

A　　　　　　　　　B　　　　　　　　　C

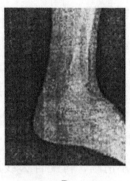 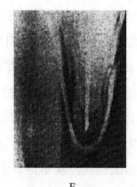 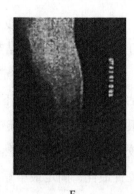

D　　　　　　　　　E　　　　　　　　　F

A.术前侧位 X 线片；B.术前轴位 X 线片；C.术后侧位 X 线片；D.术后轴位 X 线片；E.骨折愈合后侧位 X 线片；F.骨折愈合后轴位 X 线片。

图 58-1　跟骨骨折治疗前后 X 线表现

（患者男性，43 岁，从 2 m 高处跌下导致左跟骨骨折。无其他肢体、脏器合并伤。伤后 3 小时就诊，5 天后行闭合复位经皮穿针小切口植骨术。）

（二）讨论

　　跟骨骨折为跗骨骨折中最常见者，约占全部跗骨骨折的 60%。关节内骨折约占所有跟骨骨折的 70%。通常是由高处坠落致伤，其机制是坠落后足跟着地，距骨下传的重力和足跟撞击地面产生的反冲力集中在跟骨上，使跟骨挤压引起。临床可分为距下关节外骨折和距下关节骨折两型，后者按 Paley 分类有Ⅰ、Ⅱ、Ⅲ型。Ⅰ型：无移位骨折。Ⅱ型：①舌状骨折；②粉碎性舌状骨折。Ⅲ型：①关节压缩型；②粉碎性关节压缩型。

　　对于移位的跟骨关节内骨折，单纯闭合复位很难达到完全的解剖复位，保守治疗的不满意率为 30%～50%。因此，从 20 世纪 70 年代以来国外许多学者提倡对跟骨关节内骨折采取切开复位内固定。然而尽管在切开复位直视下，对于严重粉碎的骨折，也很难恢复跟骨后关节面的平整。即便骨折得到复位，对于粉碎的跟骨外侧壁有时也很难做到坚强的内固定，故术后仍需使用石膏一类材料做较长时间的外固定来限制患肢足踝关节活动，更不允许患足做负重活动。根据文献统计，切开复位的合并症（如对位不良、固定松动、足跗关节粘连、皮缘坏死及感染等），发生率平均可达 30%～40%。因而，也有部分学者主张伤后早期行距下关节融合术或三关节融合术，然而随访发现这一类手术的后遗症更多，如前足萎缩、跛行等。根据国外学者近年来的统计，切开复位手术治疗的不满意率达 25% ~ 40%。因此，许多学者主张采用闭合复位经皮撬拨穿针内固定治疗，据报道疗效优于切开复位内固定。经过 30 余年临床实践，该技术已经非常成熟，复位及穿针主要凭借手法、手感，操作过程中不需 X 线机持续透视，减少了术者及病人的放射损伤。该法能有效恢复跟骨后关节面及 Bohler 角的解剖结构，较之切开复位内固定，具有创伤小、痛苦少、住院时间短、治疗费用低等优点。但是，随着大量病例的积累，我们发现，有的病人在负重行走后再度出现关节面塌陷，导致创伤性关节炎的发生。考虑是由于骨折撬拨复位后遗留骨缺损空腔，很难在短时间内有新生骨充填，因而导致关节面再度塌陷。

采用闭合复位经皮穿针小切口植骨的微创手术方法治疗 Paley Ⅱ型跟骨骨折，综合了闭合与开放两种手术方法的优点，闭合钢针撬拨能有效达到复位目的，小切口植骨既解决了骨缺损的问题，又有利于促进骨折愈合，且避免了切开复位常见的皮肤坏死问题。

五十九、自身增强可吸收拉力螺钉治疗关节内骨折

我们采用自身增强可吸收拉力螺钉治疗关节内骨折，取得了良好的疗效。

（一）操作常规

1. 手术方法　根据不同的骨折部位和类型，采用合适的手术入路。骨折准确复位后选用合适型号的自身增强可吸收拉力螺钉，依次用相匹配的钻头钻孔、丝锥攻丝，拧入螺钉，钉尾处于关节面时，用埋头器行埋头处理。可根据骨折固定需要选用 1 ~ 2 枚螺钉固定，检查复位与固定满意后，常规关闭切口。

2. 术后处理　根据不同部位、不同类型的骨折行 3 ~ 6 周的石膏外固定，随后进行循序渐进的功能训练。

（二）讨论

我们采用的自身增强可吸收拉力螺钉是芬兰生产的"Biofix"，材料为自身增强聚丙交酯（SR-PLLA），直径分别为 1.5、2.0、3.2、3.5、4.5、5.5 mm，长度 10 ~ 70 mm，SR-PLLA 最初弯曲强度为 250 ~ 350 MPa，弹性模量为 8 ~ 15 GPa，超过了骨皮质强度，植入体内后 3 ~ 12 个月才会失去机械强度。通过实验观察证明，在一定时间内（12 周）拉力螺钉基本维持形态不变，钉骨界面结合良好，无松动，可保持有效固定。SR-PLLA 在骨组织中最终可以被完全吸收，主要靠水解反应降解，降解产物和人体内固有代谢产物一致，最终通过三羧酸循环由呼吸系统排出体外，小部分通过尿和粪便排出体外，影响水解的因素除聚合物分子量、结晶度、熔融温度（TM）及玻璃态转化温度外，局部环境如组织耐受性、清除能力等均可影响降解速度。此外，甲基团的存在可以保护碳酰基免于组织液裂解。PLLA 因含额外甲基较疏水，

则使聚合物更难降解。我们在对 PLLA 的研究中同时发现其降解与吸收不平衡，生物吸收率远滞后于生物降解，植入 8 周后生物降解率为 50%，而生物吸收率仅为 4%，这样，SR-PLLA 初始的物理完整性可阻止降解产物从材料中迅速释放，保持材料周围稳定的 pH，防止由于迅速降解而释放大量的乳酸单体，对局部和全身组织产生明显副作用。同时，可吸收内固定物在相当长的时间内（24 周）外形基本保持完整，可能对介导骨再生有一定价值。据此证明，SR-PLLA 有良好的生物相容性。

SR-PLLA 应用于关节内骨折的固定，其强度可完全满足固定的需要，关节内骨折多累及松质骨部分，松质骨一般在 3 ~ 4 周修复，6 周内可达到坚固愈合，SR-PLLA 在植入骨内经过生物降解逐步失去弯曲强度和剪切强度的同时，应力逐步转移到逐渐愈合的骨组织上，从而减少了骨质疏松的危险，有利于骨折的愈合和重塑。

利用 SR-PLLA 行关节内骨折固定，其明显优势在于避免了二次手术取内固定的创伤和并发感染的机会，无金属内固定物留在体内的后顾之忧，无金属刺激、腐蚀作用，用于关节负重面的固定时，其对关节的腐蚀、破坏作用远较金属内固定物小，且避免了金属内固定物突入关节腔的危险。因其不干扰影像学检查，可准确进行术中、术后和随访观察骨折复位与愈合情况，对于复杂的关节内骨折还可与其他内固定物配合使用，在内固定易于取出的部位采用金属钉（针）固定（如钉尾留于皮下），而钉尾必须留于关节内或钉尾周围软组织结构复杂时，可采用 SR-PLLA 固定。这样，二期行内固定取出时可避免很大的创伤性操作，充分发挥了 SR-PLIA 关节内固定的优势。

虽然自身增强可吸收拉力螺钉最初弯曲强度为 250 ~ 350 MPa，弹性模量为 8 ~ 15 GPa，超过了骨皮质强度，从理论上可应用于骨皮质及需承受较大应力部位的固定。受螺钉自身的外径、钉子的应用数目有限及钉子在体内的机械强度下降的影响，尚不能满足长期完全负重的要求，故对长管状骨的固定无明显优势，即使对关节内骨折固定亦必须结合良好的短期外固定，到松质骨自身初步愈合方可负重，如髋臼骨折固定后仍需在术后 3 个月才能开始完全负重。另外，目前由于 SR-PLLA 价格较高，尚不能完全普及应用。